오십견,
근사슬이완술

물리치료사 이문환 박사가 들려주는 오십견의 모든 것

오십견, 근사슬이완술

초판 1쇄 인쇄일 2021년 3월 8일
초판 1쇄 인쇄일 2021년 3월 15일

지은이 이문환
펴낸이 양옥매
디자인 임홍순 임진형
교 정 조준경

펴낸곳 도서출판 책과나무
출판등록 제2012-000376
주소 서울특별시 마포구 방울내로 79 이노빌딩 302호
대표전화 02.372.1537 **팩스** 02.372.1538
이메일 booknamu2007@naver.com
홈페이지 www.booknamu.com
ISBN 979-11-5776-444-0 (03510)

물리치료사 이문환 박사가 들려주는 오십견의 모든 것

오십견,
근사슬이완술

이문환 지음

오십견. 우리는 오십견을 너무 쉽게 말합니다.

저 역시 십수 년간 오십견 환자를 치료해 왔지만, 저의 고민은 항상 한결같았습니다.

'손으로 치료하는 물리치료사인 나는 어떻게 치료할까?'

이 질문에 답을 하기 위해, 아니 손으로 치료해 내기 위해 병의 원인이 손으로 해결할 수 있는 것이어야만 했고, 끊임없는 고뇌의 결과 모든 질병의 원인은 '근육'이라는 확신을 갖게 되었습니다.

어깨질환 또한 마찬가지입니다.

어깨를 움직이는 근육들은 어깨관절을 중심에 두고 위쪽 뼈에 부착한 다음(기시점, origin) → 관절면을 지나서 → 아래뼈에 부착(정지점, insertion)되어 있습니다. 다른 말로 근위부착점(proximal attachment)과 원위부착점(distal attachment)이라고 합니다. 이 상태에서 근육이 힘을 발휘하는 경로를 근육의 힘선이라고 합니다. 저의 고민은 여기에서 시작되었습니다.

가령, 어깨에서 가장 많은 문제가 생기는 극상근의 해부학을 살펴보시죠.

극상근은 견갑골의 극상와(supraspinous fossa)에서 시작해서 → 어깨관절(glenohumeral joint)을 지난 다음 → 위팔뼈의 대결절(greater tubercle)에 부착을 하고 있고, 이 극상근이 수축을 하면 어깨를 옆으로 들어 올리는 작용을 합니다. 이외에도 어깨를 움직이는 모든 근육은 극상근과 똑같은 주행 경로와 힘선을 따른다는 것입니다.

이것이 사실이라면, 만약 어깨를 움직이는 근육들이 굳으면 어떻게 될까요?

근육이 굳으면 근육의 길이가 짧아지게 됩니다. 근육의 안정길이(resting length)가 짧아진다면 근육이 지나는 중간에 있는 관절면에는 압박력(compressive force)이 생길 것이라고 추정할 수 있습니다. 이 상태에서는 어깨관절이 정상적으로 가동되기 어렵고, 방사선상에 관절면이 협소해진 것을 눈으로 확인할 수 있습니다.

따라서, 관절면이 좁아져서 떡처럼 달라붙어 있는 방사선상에 보이는 견관절은 그 원인이 과사용이나 노화 혹은 퇴행이 아니라,

바로 어깨관절을 지나는 근육들의 길이가 짧아진 결과라는 것을 예측할 수 있는 것입니다. 이 예측이 사실이라면, 치료 타깃은 좁아진 관절면이나 혹은 닳아 버린 연골이 아니라, 바로 굳어 버린 근육이 되어야 한다는 것입니다.

하지만, 현대의학은 이 점을 말하고 있지 않습니다.

의사, 한의사, 물리치료사 등 모든 대한민국의 의료전문가 그 어느 누구도 오십견의 원인이 '굳어 버린 근육'이라는 사실을 말하고 있지 않습니다. 아니, 전 세계 그 어느 누구도 오십견의 원인이 어깨관절을 지나고 있는 근육이 굳어서 생긴 결과라는 것을 말하는 사람이 없습니다.

저는 오십견까지 총 6권의 책을 출판했습니다.

그런데 언제나 현대의학에 대해 딴지를 거는 입장이었습니다. 어쩌면 나만 아는 이 지식을 나만 알고 있으면 되는데, 왜 세상 사람들에게 알려 주면서 많은 사람들의 공격을 온몸으로 받고 있는지 모르겠습니다.

그 이유는 적어도 제가 죽기 전에 내가 발견한 '인체의 근사슬'을 내 손으로 역사에 남기겠다는 의지 때문입니다.

모든 질환은, 적어도 균이 들어온 질환이나 혹은 외상에 의해 골절이나 파열이 되지 않은 이상, 관절을 지나는 근육들이 굳어서 생깁니다. 이 말을 마지막으로 서문을 마무리합니다.

　마지막으로, 내가 사는 존재 이유인 창민과 다경아!
　너희가 자라 아빠 나이가 되거든 21세기 대한민국의 리더가 되어
주기를 당부한다.

2021년 3월

대한민국 물리치료사 이문환

차례

충돌증후군 = 극상근건염

Impingement syndrome = supraspinatus tendinitis

01

어깨질환 중에서 가장 흔한 질환을 오십견(frozen shoulder) 혹은 유착성 관절낭염(adhesive capsulitis)으로 생각할 수도 있겠지만, 사실은 충돌증후군이 가장 많습니다. 많은 사람들이 오십견에 대한 인식은 많지만 충돌증후군에 대해서는 잘 모르는 이유는, 이 병명이 알려진 지 그리 오래되지 않았다는 것과, 어깨가 아프면 으레 휴식을 취하고 움직일 때 조심하기 때문에 저절로 낫는 경우가 많기 때문일 것이라는 게 필자의 개인적인 생각입니다.

충돌증후군은 극상근건염(supraspinatus tendinitis)으로 애초에 알려진 질환이며, 정형외과학 책에도 충돌증후군이 아니라, 극상근 건염으로 설명되어 있습니다.

시리악스(Cyriax)는 염증이 생긴 힘줄에 심부마찰마사지(deep friction massage)를 하면 도움이 된다고 했고, 멀리건(Mulliguan)은 하방활주운동이 도움이 된다고 했습니다. 그 외에도 테이핑이나 밴드를 이용한 여러 치료법이 소개되어 있고, 실제로 임상에서 물리치료사들이 환자 치료에 사용하고 있는 방법들이기도 합니다.

하지만, 필자가 병원에서 환자를 치료하면서 느낀 것은 현재까지 알려지고 교육되고 학습한 치료 기법으로는 충돌증후군을 완벽하게 치료하는 데 한계가 있다는 것입니다. 대체 현재까지 알려진 '최신 기법'이라고 하는 여러 치료 기법들로는 왜 치료가 되지 않는지 고민에 고민을 거듭한 결과, 이 병이 생기는 원인을 잘못 알고 있는 데서 기인하고 있다는 사실을 발견하게 되었습니다. 더 정확한 것은 '원인을 모른다'는 데 있다는 것입니다. 책에도 원인은 '알려져 있지 않다'고 되어 있고, 의사들도 원인은 모른다고 하면서 어떻게 '원인치료'를 한다고 말하고 있는 것인지, 이런 이중적인 행태가 필자를 당황하게 합니다. 대체 원인을 모르면서 뭘 치료하고 있다는 것인지⋯. 그래서 제가 그러잖아요. '결과를 치료하고 있는 것이 현대의학'이라고요.

그 경험을 이 책을 통해 말하고자 합니다. 본인이 앞서 출판한 『요통, 그리고 근사슬이완술』에서 언급했듯이, 요통 중에서 제일 먼저 시작되는 첫 번째 질환이 비특이성요통(non-specific low back pain)이며, 두 번째 질환이 젊은 사람에게서 발생되는 추간판탈출증(herniation of intervertebral disc)으로 진행되고, 세 번째 질환이 중년 이상 노년층에서 발생하는 척추관협착증(spinal stenosis)으로 진행되는 진행성 질환(progressive disease)이라고 강조하였습니다.

비특이성, 영어로 'Non-specific'이라는 말은 특이한 증상이 방사선이나 MRI상에 나타나지 않는데도 불구하고 환자가 6주 이상 요통이 생겼다가 나았다가를 반복하는 질환이라고 알려져 있습니다. 하지만, 필자는 방사선이나 MRI상에 어떤 이물질이나 구조적인 문제가 없음에도 환자가 요통을 호소하는 이유는 바로 '근육'에 원인이 있으며, 근육이 약해진 것이나 위축 상태가 아니라, 오직 근육이 굳어서 요통을 유발하므로 치료는 근육을 강화하는 운동을 한다거나 틀어진 척추나 비틀린 골반 혹은 서로 다른 다리 길이를 맞추는 교정을 하는 것이 아니라고 주장합니다.

즉, 척추를 틀어지게 하고, 골반을 비틀리게 하고, 다리 길이를 다르게 한 힘, 바로 굳어 버린 근육이 치료 타깃이 되며, 그 근육을 얼마나 효율적으로 그리고 얼마나 빨리 풀어내느냐의 싸움이며, 타깃 근육은 바로 '척추기립근(erector spinae)', '요방형근(quadratus lumborum)', '광배근(latissimus dorsi)'이라고 하는 척추신전근과 골반을 전방경사시키는 '장요근(iliopsoas)'이라고 책 한 권을 통해 강조한 바 있습니다. 이들 네 개의 근육이 굳으면 굳을수록 요추는 전만(lordosis)되고, 골반은 전방경사(anterior tilting)되기 때문에, 골반의 높낮이가 달라지고, 다리 길이가 서로 일치하지 않게 되며, 요추가 전만될수록 척추 내부의 압력이 증가하기 때문에 증가된 압력이 척추와 척추 사이에 있는 추간판을 밀어내는 것이 '추간판탈출증'이며, 노인층에서는 '척추관협착증'으로 진행된다는 것 역시 책 한 권을 통해 강조하였습니다.

충돌증후군을 비롯한 어깨질환 역시 요통과 마찬가지로, 어깨질환으로 대표되는 충돌증후군, 회전근개파열, 견봉쇄골관절염, 석회성건염, 그리고 오십견은 각기 원인이 다른 단일질환이 아니라, 충돌증후군이 치료되지 않아 회전근개파열이나 석회성건염을 지나 최종적으로는 오십견에 이르게 된다는 것을 글의 서두에서 먼저 밝혀 두고 시작하고자 합니다. 이 책을 읽는 독자들은 앞의 문구를 다시 한 번 생각해 보고, 머릿속에 꼭 인식하시기를 바랍니다. 이 책의 중심을 관통하는 문구가 될 것이기 때문입니다.

요통에서도 비특이성요통이 생기는 이유를 알고, 원인근을 알고, 굳어 버린 4개의 근육을 풀어낼 수만 있다면 비특이성요통을 치료할 수 있으며, 비특이성 요통을 치료할 수 있으면 추간판탈출

증과 척추관협착증 그리고 척추전방전위증도 치료할 수 있다고 강
조하였습니다. 어깨질환 역시 마찬가지입니다. 충돌증후군이 생
기는 이유를 알고, 원인근을 알고, 굳어 버린 근육을 풀어 줄 수
만 있다면 충돌증후군을 치료할 수 있고, 충돌증후군을 치료할
수 있으면, 회전근개파열, 석회성근염, 견쇄관절염, 어깨를 움직
일 때 견갑골에서 퉁퉁거리는 소리가 나는 탄발성견갑골(snapping
scapular), 그리고 오십견도 치료할 수 있게 되는 것입니다.

이제 충돌증후군으로 시작해서 석회성건염이나 회전근개파열 그
리고 어깨관절염과 탄발성견갑골을 지나서 오십견으로 종결되는
어깨질환의 진행 과정에 대해 설명드리겠습니다. [그림 1-1]에서
볼 수 있듯이 삼각근과 극상근이 수축을 하면 팔을 벌리는 작용을
합니다.

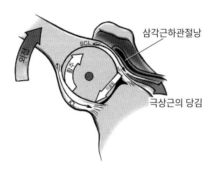

[그림 1-1] 어깨 외전 시 관절면 내에서 발생하는 부속운동

이때 어깨관절의 내부에서는 두 가지 부가적인 움직임이 발생하는데요, 첫 번째는 상완골두를 위쪽으로 회전시키는 상방활주(upward rolling)이며, 두 번째는 상완골두를 아래쪽으로 끌어내리는 하방미끌림(downward sliding)입니다. 이러한 운동을 부속운동(accessory motion)이라고 하는데요, 관절면에서 발생하는 작은 움직임을 말하는 용어이며, 부가적으로 발생하는 또 다른 움직임이라는 의미이기도 합니다.

극상근과 삼각근이 수축을 해서 팔을 들어 올리는 외전(abduction)을 시도할 때 앞서 언급한 두 가지 부속운동이 조화를 이루면서 작동해야만 정상적으로 180도 외전이 가능하게 됩니다. 하지만 하방미끌림을 담당하는 근육들이 제대로 작동하지 않으면 상방활주만

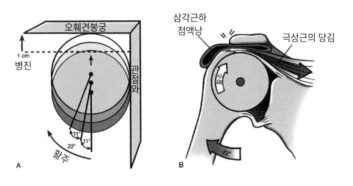

[그림 1-2] 충돌증후군이 생기는 이유

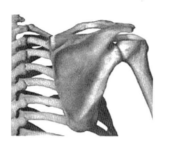

극상근

- 기시 - 견갑골의 극상와
- 정지 - 상완골의 대결절
- 작용 - 견관절 외전 초기 15도에 작용하며, 견관절을 안정화시킴.
- 신경지배 - 상견갑신경

[그림 1-3] 극상근의 모양. 상완골의 대결절에서 견갑골의 극상와에 연결되어 있다. 견관절 외전 초기 약 0~15도에서 작용을 하며, 상견갑신경이 지배한다.

발생하게 되면서 극상근이 오훼견봉궁(coracoacromial arch)에 끼이는 현상이 발생하는데, 이 질환이 '충돌증후군(impingement syndrome)'입니다(그림 1-2).

충돌되는 근육은 극상근이라는 근육이며(그림 1-3), 좀 더 정확하게는 극상근 끝에 연결되어 근육과 상완골의 대결절(greater tubercle)이라고 하는 뼈를 연결하는 힘줄(tendon)이 끼이는 질환이 바로 충돌증후군입니다.

여담이기는 하지만, 필자가 교수로 재직하던 시절에 'Impingement syndrome'이라는 용어가 처음으로 탄생했는데요, 이 영문명을 한글로 어떻게 번역하는 게 좋은지에 대해 번역을 담당한 교수들마다 견해가 다양했습니다. 사실, 저는 이 영문명을 계속 '끼임증후군'으로 번역했는데, 충돌증후군이라는 용어가 더 친숙하게 인식되었던지 끼임증후군보다는 충돌증후군이 대세로 굳혀졌고, 저 역시도 충돌증후군이라는 명칭을 사용하게 되었습니다. 지금은 '극상근건염'이나 '끼임증후군'보다는 '충돌증후군'으로 모두 인식하고 있는 것 같습니다.

앞에서 언급한 내용 중에 빠진 내용을 조금 추가하고 계속 진행할까 합니다. 어깨의 움직임과 관련된 내용입니다. 전문가가 아니라 일반 독자라면 그렇게 중요한 내용은 아닙니다만, 해부학을 안다면 질환에 대해 더 쉽게 이해할 수 있기 때문에 잠깐 언급하고 가겠습니다.

어깨는 해부학적으로 보면 3축성 관절이라고 해서 고관절과 함께 상완골두의 볼록한 면과 견갑골 관절와(glenoid fossa)의 오목한 면이 만나 관절을 이루는 특이한 형태의 관절입니다. 이 관절을 'Ball and Socket 관절'이라고 합니다. 상완골의 머리에 해당하는 상완골두(humeral head)가 공처럼 생겼다고 해서 'Ball'이라고 하며, 이 상완골두와 만나는 견갑골의 오목한 면이 'Socket'과 닮았다고 해서 붙여진 이름입니다. 인체에는 고관절(hip joint)과 견관절(shoulder joint) 딱 두 개만 존재합니다(그림 1-4).

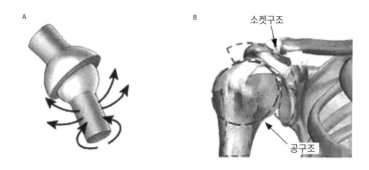

A

B 소켓구조

공구조

[그림 1-4] 구상관절(Ball and Socket Joint). 고관절과 견관절이 해당된다.

이 구상관절(ball and socket joint)은 다른 관절과는 달리 3면 운동이 가능한데요, 쉽게 말해서 회전운동이 가능한 관절이라고 이해하시면 됩니다. 인체의 관절은 관절면에 따라 움직이는 동작이 다릅니다. 손가락은 굴곡과 신전, 즉 구부리고 펴는 동작만 가능한 평면관절(plane joint)이며, 무릎관절도 그렇고, 손목관절도 그렇고, 발가락관절도 평면관절입니다. 그리고 테니스엘보가 호발하는 팔꿈치관절은 구부리고 펴는 굴곡과 신전이 되고, 손바닥을 하늘과 땅으로 움직일 수 있는 회외(supination)와 회내(pronation)가 가능한 관절입니다.

이들 관절과는 달리 고관절과 견관절의 구상관절은 구부리고 펴는 굴곡과 신전(flexion and extension), 팔과 다리를 옆으로 벌리고 모으는 동작인 외전과 내전(abduction and adduction), 그리고 팔과 다

리를 빙빙 돌릴 수 있는 회전
(rotation)이 가능하다는 특징을
갖고 있습니다(그림 1-5).

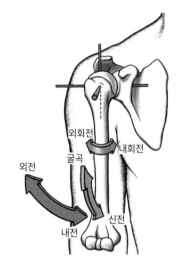

이와 더불어 한 가지 특징
이 더 있는데요, 바로 부속운
동(accessory motion)이라는 동작
이 가능하다는 점입니다. 앞
서 언급한 굴곡과 신전, 외전
과 내전, 그리고 회전동작에

[그림 1-5] 어깨관절의 6가지 움직임

외에 부가적으로 구름 혹은 활
주(rolling)와 미끌림(sliding), 그리고 축회전(spin)이라고 하는 세 가지
움직임이 추가로 생기는 관절이라는 특징이 있습니다.

어깨의 모든 질환은 이 부속운동이 제대로 발생하지 않아서 큰
움직임인 굴곡과 외전 그리고 회전이 되지 않는 공통점을 지닙니
다. 저는 지금 매우 중요한 말을 했습니다. 위 문구를 기억하고 계
시기 바랍니다. 다시 한 번 말씀드립니다. "어깨질환은 부속운동
이 제대로 일어나지 않아서 큰 움직임인 팔을 옆으로 벌리는 외전
과 팔을 앞으로 올리는 굴곡과 팔을 돌리는 회전 동작이 안 되는 것
이다."

이제, 충돌증후군이 생기는 이유를 말씀드리겠습니다.

[그림 1-1]과 [그림 1-2]에서 보았듯이 극상근과 삼각근이 수축을 하면 팔을 옆으로 들어 올리는 작용을 합니다. 이때 관절면내에서는 상완골두가 상방으로 이동하는 활주(rolling)와 상완골두가 아랫 방향으로 내려가는 하방미끌림(downward sliding)이 동시에 발생해야 하는데, 극상근과 삼각근이 수축해서 팔을 들어 올릴 때 상완골두를 하방으로 끌고 내려와야 하는 근육들이 제대로 작동을 하지 않은 결과 견관절 내에서는 상방활주(upward rolling)만 일어나다 보니 관절면내에서 상완골두는 위쪽으로만 올라가게 되고, 결국 오훼견봉궁(coracoacromial arch)과 상완골두의 대결절이 충돌하는 사고가 생기게 되는데, 그 사이에서 극상근의 힘줄이 끼이면서 염증이 생기고 통증이 생기는 일이 벌어지는 것입니다. 오훼돌기(coracoid process)와 견봉(acromion)을 연결하는 오훼견봉인대(coracoacromial ligament)가 연결된 모양이 활 모양처럼 생겨서 궁(arch)이라고 하며, 이를 모두 합친 용어가 바로 '오훼견봉궁' 입니다. 이곳에서 상완골의 대결절이 충돌하는 것입니다.

사실, 따지고 보면 극상근이 뭔 죄랍니까?

극상근의 작용은 어깨관절을 옆으로 벌리는 작용인 외전(abduction)이라, 본인은 뇌의 명령에 따라 어깨를 옆으로 들어 올렸을 뿐인데, 공동으로 작용해야 하는 하방활주를 담당하는 근육들이 제 기능을 하지 못해서 상완골두의 대결절과 오훼견봉궁 사이에서 끼이는 신세가 되어 버렸으니 말입니다. 상완골두를 하방으로 끌고 내려가는 동작인 하방미끌림을 담당하는 근육들이 원인이지, 제 역할을 한 극상근이 뭔 잘못이 있느냐 이 말입니다.

계속 충돌이 일어나다 보면 극상근의 힘줄에 마찰이 계속 생기게 되고, 마찰이 생기면서 손상이 되니 염증이 생기고(충돌증후군), 계속 손상이 되다 보니 극상근도 살아야 해서 고육지책으로 어떤 물질을 만들어 스스로를 보호하게 되는 것입니다(석회성건염, calcific tendinitis). 그럼에도 불구하고 이 상태가 지속되거나 혹은 기존보다 더 강한 힘이 어깨에 작용하면 결국 밧줄의 몇 가닥이 끊어지는 것처럼 힘줄이 조금씩 찢어지거나(회전근개 부분파열, partial rupture of supraspinatus) 혹은 완전히 끊어지는 완전파열상태가 되기도 하고, 최종적으로는 견봉 아래쪽에서 극상근의 마찰을 들어 주는 물질인 견봉하점액낭(subacromial bursa)이 떡처럼 굳어서 어깨를 움직이지 못하는 유착성관절낭염, 쉽게 말해서 '오십견'으로 진행되는 것이 바로 어깨질환의 진행 과정입니다.

이러고 보면 사실, 극상근은 아무런 잘못이 없습니다.
앞서 언급했듯이 극상근에 염증이 생기고 찢어지고 석회가 생기는 것은 극상근 자체의 잘못이 아니라, 상완골두를 아랫 방향으로

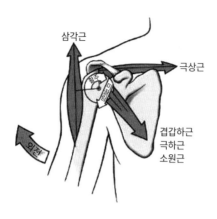

[그림 1-6] 회전근개. 상완골두를 상방활주시키는 극상근과 하방미끌림시키는 견갑하근, 극하근, 소원근.

끌고 내려가지 못한, 즉 하방활주를 담당하는 근육들이라는 사실입니다. 따라서 치료 타깃은 염증이 생기고 찢어지고 석회가 생긴 극상근이 아니라, 바로 하방활주를 담당하고 있는 근육들이 되어야 한다는 것입니다(그림 1-6).

이들 근육들은 약해서 제 기능을 못하는 것이 아니라, 굳어서 뭉쳐 있기 때문에 제 기능을 발휘하지 못하는 것입니다. 따라서 푸시업이나 바벨을 이용한 근력강화운동을 해서는 안 되고, 굳어 있는 근육들을 풀어 주고 이완시켜 주는 치료를 해야만 이들 근육들이 제 기능을 발휘하게 될 것입니다. 그렇게 되면 더 이상 극상근이 오훼견봉궁에서 충돌되는 일도 없어질 것입니다.

이렇게 하방활주를 담당하는 근육들이 제대로 작동만 한다면 극상근도 더 이상 오훼견봉궁에서 충돌하지 않을 것이기 때문에 손상에 의해 발생한 염증도 서서히 회복되어 갈 것이며, 찢어진 근육도 서서히 회복될 것입니다.

찢어진 근육이 어떻게 스스로 회복이 되느냐고 반문하는 분이 계실까 싶어서 잠깐 언급하고 넘어가겠습니다. 인체의 모든 조직은 재생능력이 아주 우수한 조직입니다. 가령, 칼에 손이 베여도 일주일 정도 밴드나 반창고를 붙인 상태에서 추가적인 자극이 생기지 않게 보호해 주면 100% 회복됩니다. 뼈도 깁스나 수술을 해서 붙여 놓으면 작은 골절은 2주~4주면 유합이 완료되고, 복합골절이라고 해도 젊은 사람은 6주, 노인은 8주면 완전유합이 완료됩니다.

만약 이 기간이 지났음에도 불구하고 유합이 되지 않으면 지연유합(delayed union)이라고 해서, 유합이 완료되지는 않았지만 골절 부위에 골유합물질이 배출되고 있는 상태이며, 언젠가는 유합이 됩니다. 하지만, 유합이 완료되어야 하는 기간이 지났음에도 불구하고 골질이 분비되지 않는 상태가 되면 더 이상 뼈가 붙지 않는 불유합(non-union) 진단을 내리게 되며, 또 다른 유합술을 시도하게 됩니다. 이처럼 정상적인 유합 기간이 지났음에도 유합이 완료되지 않는 이유는 유합 부위가 계속 움직인 경우가 대부분입니다. 골절

된 뼈를 고정하는 힘이 적었거나 혹은 환자 스스로 유합 부위를 움직여 버린 경우입니다. 더러 비정상적으로 유합이 되는 경우도 있는데요, 기형이 되는 것입니다. 이것을 부정유합(Malunion)이라고 합니다. 더러 팔꿈치관절에서 이런 유합을 발견하게 됩니다.

아무튼, 인체의 모든 조직은 비정상적인 외력이 가해지지만 않는다면 일정 시간이 지나면 모두 회복된다는 것은 엄연한 사실입니다. 신경도 스스로 회복되며, 다른 조직보다 회복 속도가 늦기는 해도 관절연골도 회복이 됩니다. 그래서 무릎의 퇴행성관절염도 치료되는 것입니다. 관점을 바꾸기만 한다면요. 이 부분은 본 책의 내용을 벗어나는 내용이기 때문에 차기작에서 다루도록 하겠습니다.

여기까지 이해가 되셨다면 이제 다음으로 넘어가겠습니다.
그럼 대체 그놈의 하방미끄림을 담당하는 원인근이 무엇인가를 알면 의외로 쉽게 충돌증후군을 치료할 수 있는 판도라 상자가 열리게 될 것입니다.

상완골두의 하방미끄림을 담당하는 근육은 크게 보면 세 개입니다. 회전근개(rotator cuff, 어깨를 회전시키는 근육의 띠)를 이루는 4개의 근육 중에서 극상근을 제외한 3개의 근육, 즉 극하근(infraspinatus), 소원근(teres minor), 견갑하근(subscapularis)입니다. [그림 1-6]에 자세히 언급되어 있습니다.

실제로 증상이 심하지 않은 초기에는 이들 근육을 풀어 주는 것
만으로도 확연한 효과를 볼 수 있습니다. 이 세 개의 근육 중에서
가장 중요한 하나의 근육을 선택하라고 하면 견갑하근입니다. 견갑
하근은 1)견갑골의 내측연(medial border)의 넓은 면에서 시작해서 2)
견갑골의 안쪽면으로 주행한 다음 3)견갑골 외측연(lateral border)으로
빠져나와 위쪽으로 올라가서 4)상완골의 소결절에 부착하는 근육이
며, 견관절을 내회전시키는 근육입니다(그림 1-7). 사실, 충돌증후
군을 비롯한 거의 모든 어깨통증 환자에게 견갑하근을 타깃으로 풀
어낼 수만 있다면 엄청난 효과를 발휘하는 중요한 근육이라는 것이
필자의 임상 경험입니다.

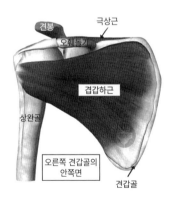

[그림 1-7] 견갑하근의 해부학적인 모습

견관절을 이루는 뼈의 해부학에 대해 좀 알아보고 가겠습니다.

[그림 1-8]에서 볼 수 있듯이 견관절은 상완골의 머리(humeral head)와 견갑골의 오목한 면인 관절와(glenoid fossa)가 만나 이루는 3축성 구상관절(three axial ball and socket joint)입니다. 3축성 관절은 3면에서 총 6종류의 움직임이 일어나는 특성이 있는데, 이러한 3축성 관절은 앞서 언급했듯이 고관절과 견관절 딱 두 개뿐입니다. 이 관절은 다른 관절과는 달리 운동 범위가 아주 넓다는 특징이 있습니다. 하지만, 운동 범위가 넓은 대신 손상이나 탈구가 호발하는 매우 불안한 관절이라는 단점을 동시에 갖고 있는 관절입니다. 그래서 어느 관절보다 손상이 쉽게 발생할 수 있는 태생을 갖고 있다고 할 수 있습니다.

어깨를 움직이면 상완골(humerus)과 견갑골(scapular)만 움직이는 것이 아니라 쇄골도 같이 움직이게 됩니다. 쇄골은 견봉과 만나 이루는 견쇄관절(acromioclavicular joint)과 흉골과 만나 이루는 흉쇄관절(sternoclavicular joint) 두 개의 관절이 있는데, 견관절이 움직일 때 쇄골도 함께 움직이면서 견관절의 180도 완성을 이루게 됩니다. 좀 더 정확하게는 어깨관절이 180도로 움직일 때 견쇄관절과 흉쇄관절에서는 30도 축회전(axial rotation)이 동반되어야 가능합니다. 이를 통해 쇄골의 움직임이 차단되면 어깨의 움직임도 방해를 받게 된다는 것을 알 수 있습니다. 따라서 어깨관절을 치료할 때 쇄골의 움직임도 정상화시켜 주는 데 관심을 가질 필요가 있다 하겠습니다.

 이상의 내용을 요약하면 우리가 일반적으로 알고 있는 어깨관절은 1)견갑상완관절(glenohumeral joint), 2)견흉관절(scapulothoracic joint), 3)견쇄관절(acromioclavicular joint), 4)흉쇄관절(sternoclavicular joint)이라고 하는 총 4개의 관절을 말하며, 이들 네 개의 관절이 복합적으로 혹은 연쇄적으로 혹은 협동적으로 작용해야 완전한 움직임이 가능합니다. 최종적으로 이러한 움직임을 일으키는 근육을 안다면 어깨관절의 기능해부학에 대한 지식이 완성되는 것입니다. 이 부분은 오십견 챕터에서 자세히 설명해 드리겠습니다.

 견관절의 180도 움직임이 완성되기 위해서는 견갑골의 움직임이 동반되어야 가능한데요, 이것을 견갑상완리듬(scapulohumeral rhythm)

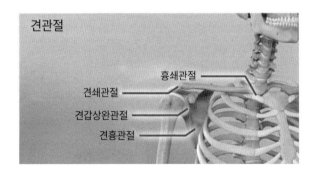

[그림 1-8] 견관절을 이루는 상완골과 견갑골의 해부학적인 모습

이라고 하며, 앞서 언급한 견갑상완관절과 견흉관절에서 발생하는 리듬입니다(그림 1-9).

[그림 1-9]에서 볼 수 있듯이 상완골두(humeral head)와 견갑골의 관절와(glenoid fossa)가 만나서 이루는 견갑상완관절(glenohumeral joint)에서 120도 움직이고, 견갑골과 흉골이 만나 이루는 견흉관절(scapulothoracic joint)에서 60도가 발생합니다. 따라서 견갑골의 움직임이 정상화되지 않으면 견관절의 움직임 역시 정상화되지 않는다는 것을 알 수 있습니다. 견갑골의 움직임과 관련된 기능해부학 역시 오십견 챕터에서 다루겠습니다.

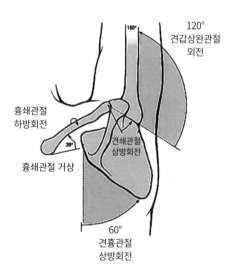

[그림 1-9] 견갑상완리듬(scapulohumeral rhythm)과 쇄골의 움직임

충돌증후군은 팔을 옆으로 벌리는 외전 동작 시 상완골두를 하방으로 끌어내리는 극하근, 소원근, 견갑하근이 굳어서 제 역할을 하지 못하기 때문에 극상근의 수축에 의해 상완골두는 상방활주만 하게 되고, 그 결과 상완골의 대결절이 위쪽에 있는 오훼견봉궁에서 끼이면서 충돌되는 질환이라고 말씀드렸는데요, 이 글을 읽는 분이 물리치료사와 같은 치료전문가라면 또 다른 질문 혹은 의구심을 가질 수 있을 것입니다. 그 의구심의 근원은 견관절 움직임은 상완골두와 견갑골의 관절와(glenoid fossa)가 이루는 견갑상완관절(glenohumeral joint)뿐만 아니라, 견흉관절(scapulothoracic joint)에서 발생하는 60도의 움직임 역시 중요하다는 사실일 것입니다.

맞습니다. 필자가 앞에서도 언급했듯이 견관절 180도 외전을 완성하기 위해서는 일반적으로 알려져 있는 견관절(shoulder joint)인 견갑상완관절에서 120도의 움직임이 일어나고, 나머지 60도는 견갑골이 움직이는 견흉관절에서 발생합니다. 이 사실에 기초해서 보면, 필자는 견갑상완관절에만 포커스를 두고 설명하였습니다. 사실은 견관절의 움직임에 관여하는 근육보다 견갑골의 움직임에 관여하는 근육군들이 훨씬 더 많습니다. 추가적으로 쇄골의 움직임과 관련이 있는 근육까지 포함하면 어깨를 움직이는 데 관여하는 근육은 최대 20개 정도가 됩니다. 이 부분은 오십견 단락에서 다시 자세히 다루도록 하겠습니다.

사실, 물리치료사들도 충돌증후군에 대해서는 할 말이 많을 거라 생각합니다. 이와는 달리 충돌증후군을 제외한 다른 어깨질환에 대해서는 물리치료사들의 의견을 찾기가 힘든 것 또한 현실입니다. 손으로 치료를 하는 물리치료사들이 찢어진 회전근개를 치료하고, 석회를 제거하고, 관절염을 치료한다는 것은 어쩌면 불가능한 일이라고 생각할지도 모르죠. 특히 오십견은 치료가 불가능한 질환이라고 오해하고 있는 물리치료사들도 많은 것이 현실입니다.

충돌증후군은 의외로 쉬운 질환이라서 너 나 할 것 없이 한마디씩 거들게 되는 것 같은데요. 지식의 깊이 측면에서 보면 봉사가 코끼리 만지는 격이라고 할 수 있습니다. 누구는 견갑골의 움직임에 관여하는 '능형근 때문이다', 누구는 '전거근 때문이다', 누구는 '소원근 때문이다', 누구는 '견갑하근 때문이다', 누구는 '거북목 때문이다', 누구는 '견봉이 너무 길어서 그렇다', 누구는 '하방활주가 안 되어서 그렇다' 많은 말들을 쏟아 내지만, 결국은 그 모든 정보들이 충돌증후군을 유발하는 여러 원인들 중에 본인이 경험한 혹은 본인의 머릿속에 든 지식만으로 그것이 전부인 양 혹은 진실이라고 믿는 우물 속에서 하늘을 바라보는 개구리의 모습과 같다는 것이 저의 생각입니다. 사실은 세상에 알려져 있는 모든 정보를 취합해야만 완벽하게 충돌증후군을 설명할 수 있는 것입니다. 수많은 장님이 코끼리를 표현한 모든 것을 합쳐야만 비로소 정상적인 코끼리의 형상이 완성되는 것과 같은 맥락입니다.

충돌증후군이 생기는 이유가 관절이 아니라, 그나마 근육이 원인이라고 생각하는 선생님들 중에서도 '근육이 약하다'는 표현을 참 많이 사용하는데요, '근육이 약하다?' 좀 애매한 용어입니다. 정확하게는 '근육이 발휘하는 힘'을 말하는 근력(muscle power)이 약하다고 표현하는 것이 정확합니다. 충돌증후군이 근력이 약해서 생긴 병이라면 근력강화운동(muscle strengthening exercise)을 해야 합니다. 실제로 그렇게 치료를 하고 있는 것이 우리의 현실입니다.

하지만, 그렇지 않습니다. 근력강화운동을 해야 하는 경우는 근육이 위축(atrophy) 상태일 때로, 저항을 이용한 근력강화운동을 하는 것입니다. 여기서 말하는 저항이란, 중력, 환자의 체중, 혹은 아령이나 바벨 혹은 치료사의 저항과 같은 외부의 힘을 이용하는 것입니다. 충돌증후군이 생기는 이유가 근력이 약해서 생긴 병이라면 결국 근육이 위축되었다는 것을 의미하는데요, 근위축이란 근섬유의 직경이 작아진 상태이며, 이 상태에서는 근력(muscle power)이 떨어지게 됩니다. 따라서 저항을 이용한 근력강화운동을 통해 근섬유의 직경을 비대(hypertrophy)하게 만들어 주는 것입니다.

근데, 충돌증후군을 유발하는 근육 중에 대체 어느 근육이 위축 상태가 되어 충돌증후군이 발생했을까요? 아마, 이 질문에 대해 답을 할 수 있는 사람은 없을 것입니다. 설령, 답을 말한다 해도 그것은 100% 오답입니다. 스스로 속고 있는 형국이며, 그 속고 있다는 사실을 모른 채 혹은 스스로 속은 채로 환자에게 돈을 받고 치료 행위를 하고 있는 상황이라면 이걸 어떻게 받아들여야 할까요? 법적인 문제는 다퉈 봐야겠지만, 도의적인 책임은 있을 것 같다는 것이 저의 생각입니다.

한때, 팔굽혀펴기인 푸시업 운동이 충돌증후군환자에게 도움이 된다 해서 많은 논문들이 쏟아져 나왔던 적이 있습니다. 후속 논문으로 푸시업플러스 운동이 더 좋다는 논문도 많이 나왔었죠. 견갑골을 외측으로 상방회전시키는 작용을 하는 전거근(serratus anterior)을 강화시키는 운동법입니다. 제가 보기에는 다 쓸데없는 소모적인 논쟁일 뿐이었습니다. 정말 논문에서 제시된 것처럼 푸시업 운동으로 충돌증후군을 치료할 수 있다면 이보다 더 획기적인 치료법은 없을 것입니다. 환자에게 푸시업 운동만 시키면 환자가 돈을 지불하는 상황이니 도수치료가 이보다 더 쉬울 수가 있을까요?

제가 환자분들에게 참 자주 하는 말이 있습니다.
"어머니, 근육이 약해서 어깨가 아프고, 그래서 근력강화운동을 해야 한다면 제 치료실에는 헬스 장비가 설치되어 있어야 합니다.

보시다시피 제 방에는 아무것도 없습니다. 그 흔한 치료 도구 하나 없습니다. 운동을 해서 치료를 할 수 있다면 얼마나 편하겠습니까? 저는 동시에 수십 명을 치료하는 그룹치료를 하고 있을 것입니다. 그리고 현재는 하루에 10명 남짓한 환자를 치료하고 있는데, 운동이 치료 효과가 좋다면 저는 하루에 수십 명을 치료하게 될 것이고, 저의 월급 역시 수십 배 상승할 것입니다. 그 좋은 운동을 제가 왜 안 시키고, 환자분과 1대1로 땀을 뻘뻘 흘려 가면서 손으로 일일이 뭉친 근육을 찾아가면서 풀어 나가는 치료를 하겠습니까? 안 낫기 때문입니다. 운동으로 나을 수 있다면 제가 왜 이러고 있겠느냐 말입니다."

근력이 떨어지는 것은 맞지만, 그 원인이 근위축 때문이 아니라면 왜 어깨근력이 떨어질까요?

충돌증후군은 극하근, 소원근, 그리고 견갑하근이 굳어서 제 기능을 못하기 때문에 생기는 질환이라고 말씀드렸습니다. 이 세 근육의 파워를 측정해 보면 정상근육보다는 파워가 떨어집니다. 그 이유는 근육이 뭉쳐 있기 때문입니다. 좀 더 정확하게는 근육의 길이가 짧아져 있기 때문입니다. 근육의 길이장력곡선을 보시면 아시겠지만, 근육이 가장 강한 파워를 내는 상태는 뭉치지도, 늘어나지도 않은 중간 상태입니다. 근육의 길이장력곡선(length-tension curve)은 다시 언급하지 않도록 하겠습니다. 『요통, 그리고 근사슬이완술』에서도 이미 강조했고, 인터넷에서도 쉽게 찾을 수 있습니다.

근육의 길이가 짧아져서 근파워가 떨어지는 것이기 때문에 근력 강화운동을 통해 근력을 증가시키는 운동을 하는 것이 아니라, 뭉친 근육을 풀어서 원래의 길이로 되돌려주면 그때 해당 근육은 제 힘을 발휘하는 것입니다. 위 세 근육이 풀리는 만큼 상완골두를 하방으로 끌어내리게 될 것이고, 오훼견봉궁에서 극상근이 끼이는 현상은 나타나지 않게 될 것입니다.

현재까지 알려져 있는 치료 기법에 대해 이야기를 좀 하겠습니다. 먼저 시리악스(Dr, James Cyriax, 1904~1985)의 심부마찰마사지(deep friction massage)입니다(그림 1-10). 시리악스는 힘줄에 염증이 생긴 부위에 손가락을 이용해서 횡으로 심부마찰마사지를 하는 것이 충돌증후군에 좋다고 했습니다. 심부마찰마사지? 말이 좀 어려운 것 같네요. 쉽게 말해서 지압과 같은 원리입니다. 아픈 부위를 손가락으로 꾹꾹 눌러 주는 것과 비슷합니다. 조금 다른 점은 횡으로 비비듯이 마사지를 하라는 차이가 있지만, 아픈 부위를 자극한다는 점에서 보면 별다른 차이점도 없습니다.

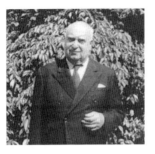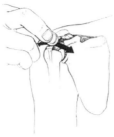

[그림 1-10] Dr, James Cyriax와 극상근의 심부마찰마사지 기법

아무런 잘못도 없는 극상근이나 극상근에 붙어 있는 힘줄에 염증이 생겨서 환자가 아프다고 하는데, 그 아픈 부위를 손가락으로 비빈다면 염증은 오히려 더 증가하게 됩니다. 염증이 생긴 부위는 열보다는 냉을 적용하는 것은 치료의 기본 중에 기본입니다. 운동하다가 혹은 걸어가다가 발목을 접질러서 퉁퉁 부어 있는 발목을 손가락으로 강하게 눌러서 비빈다고 생각해 보십시오. 생각만으로도 끔찍하지 않습니까? 염증이 생겼다는 것은 급성기 상태(acute stage)를 말하는 것이며, 발열이나 발적 현상이 나타나게 되는데, 말초혈관이 확장되어 외부로 유출되었음을 말합니다. 이런 지경이 된 극상근의 힘줄에 손가락으로 강하게 눌러서 비빈다고 생각해 보세요. 치료가 될까요? 여러분 스스로 생각해 보십시오.

괄사도 마찬가지입니다. 예전에는 코끼리뼈에서 유래되었던 걸로 아는데요, 괄사기법이란 피부를 긁어 주는 치료입니다(그

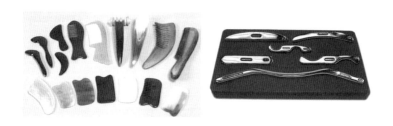

[1-11] 다양한 종류의 괄사 도구(왼쪽)와 글라스톤(오른쪽)

림 1-11). 피부를 긁어서 열을 발생시켜 피부 아래에 있는 지방(fat tissue)을 뚫고 근육까지 열을 보낸다는 게 가능할까요? 설령 가능하다 해도 시간이 너무 오래 걸리고, 피부가 손상되기 때문에 손상된 피부가 회복될 때까지 기다려야 하는데, 그 시간에도 근육은 굳어지고 있다는 사실을 안다면 치료 방법을 달리해야 할 것입니다. 요즘은 돌멩이도 있고, 사기그릇 비슷한 것도 있고, 열이 나는 것도 있고, 나무나 도자기로 만든 것도 있는데, 요즘 유행하는 것은 글라스톤이라고 해서 쇠로 만든 것을 많이 사용하고 있습니다. 이것도 처음에는 물리치료사들이 사용한 치료 도구였는데, 요즘은 헬스트레이너가 고객 관리를 위해 사용하고 있더군요. 케어(care)인지 치료(treatment or therapy)인지 잘 모르겠지만.

이번에 설명드릴 기법은 멀리건(Brian R. Mulligan, PT)이 주장한 하방활주운동입니다(그림 1-12).

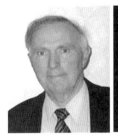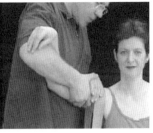

[그림 1-12] 멀리건과 벨트를 이용한 견관절 하방활주 기법의 예

　필자가 충돌증후군이 생기는 이유에 대해 다른 외부적인 이유(자세, 생활습관, 과도한 사용, 잘못된 어깨 사용, 반복적인 동작, 견봉뼈의 이상)가 아니라, 관절 내부에서 발생하는 부속운동이 문제가 되며, 특히 하방미끌림을 담당하는 근육들의 근경직에 의해 상완골두가 상방활주만 일어나기 때문에 위쪽에 있는 오훼견봉궁과 충돌하면서 극상근의 힘줄이 그 사이에서 끼이면서 염증이 생기고 통증이 유발되는 것이라고 말씀드렸습니다.

　멀리건의 하방활주운동은 충돌증후군이 외부 요인이 아니라 관절 내부의 문제임을 인식하고 있는 대표적인 치료 기법이라고 할 수 있겠습니다만, 멀리건이 창안한 하방활주기법 역시 한계가 있습니다. 충돌증후군이 생기는 이유는 상완골두가 하방미끌림이 되지 않는 것은 맞지만, 그 원인이 근육이라는 생각이 빠져 있는 기법입니다. 필자가 집필한 저서『요통, 그리고 근사슬이완술』에 척추전문가인 맥켄지(Robin Anthony Mckenzie, 1931~2013)는 척추 사이에 있는 디스크가 탈출하는 이유가 근육이라는 것을 몰랐을 가능성이 있다고 언급을 하였던 기억이 있습니다만, 물리치료계의 선구자 중의 한 분인 멀리건 역시 그 한계를 보이고 있는 것입니다.

그의 치료 기법대로 수십 수백 번, 아니 수천 번을 치료사가 환자의 어깨를 부여잡고 하방미끌림 운동을 시켰다고 하더라도, 환자 스스로 팔을 들었을 때 하방미끌림 작용을 하는 근육이 풀리지 않는 한 치료 효과는 나타나지 않는다는 것을 말씀드리고 싶습니다. 치료사가 하든, 환자 스스로 벨트를 걸고 하든 매한가지입니다. 포커스를 근육으로 이동시키지 않는 한 시간 낭비 돈 낭비일 뿐입니다.

테이핑도 마찬가지입니다.

먼저, 팔을 움직이면 어깨가 아프다고 해서 아픈 관절을 테이핑을 이용해서 '잡아 주겠다'는 생각으로 비탄력테이프를 사용하는 '스포츠테이핑' 치료 기법이 있는데, 이 기법은 시도 자체가 말이 안 되는 것입니다. 피부 바깥에서 테이프를 붙여서 관절을 고정하겠다는 발상 자체가 잘못되었습니다. 피부 위에서 제아무리 테이프로 고정을 한다고 해도 관절을 잡아 주기란 불가능합니다. 피부, 지방, 근육을 지나야 도달할 수 있는 관절을 피부 바깥에서 테이프로 고정하겠다는 발상 자체가 난센스라는 것입니다.

키네시오 테이핑도 매한가지입니다(그림 1-13).

앞서 본인은 충돌증후군에 의해 손상된 극상근은 아무런 잘못이 없다고 말씀드렸습니다. 아무런 잘못도 없는 극상근 위에 탄력성 테이프인 키네시오 테이프를 피부 위에 얹듯이 부착하면 테이프가 피부를 살짝 들어 올려 주는 효과가 생기고, 그 결과 피부 아래를 주행하는 극상근에 가해지는 부하를 줄여 주기 때문에 통증이 사라

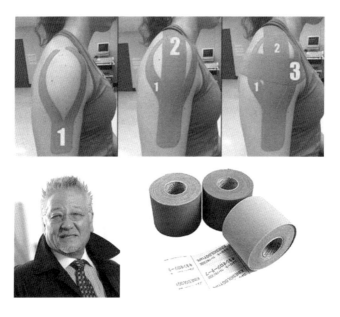

[그림 1-13] 키네시오 테이핑법을 창안안 카세겐조와 키네시오 테이프를 이용해서 견관절 외전테이핑을 한 모습

진다는 치료 원리를 주장하고 있는 이 테이핑법이 상식적으로 생각해도 말이 안 된다는 것입니다.

그 이유는 충돌증후군이 생기는 이유는 손상된 극상근이 아니라, 하방미끌림 작용을 하는 극하근, 소원근, 견갑하근이 굳어서 제 기능을 못하기 때문입니다. 그나마 이들 세 근육에 테이핑을 한다면 조금은 납득할 수는 있겠지만, 그렇다고 해도 치료 효과는 아주 미미합니다. 1998년 즈음 대한민국에 키네시오 테이핑이 널리 알려지면서 물리치료사들이 참 많이도 사용했던 치료 도구 중 하나였습니다.

마지막으로 견봉성형술(acromioplasty)에 대해 지적을 좀 하겠습니다(그림 1-14). 설명 혹은 언급이 아니라, 지적을 하겠다고 말씀드리는 것은 견봉성형술 자체가 갖는 모순 때문입니다. 필자는 수술에 대해 본능적인 거부 반응을 보이는 사람 중 한 명입니다. 외상에 의해 뼈가 골절되었거나 혹은 근육이 완전파열된 것이 아닌, 신경근골격계 질환에 대해 수술을 하는 것에 대해서는 본능적으로 거부 반응을 보입니다. 그 이유는 수술이 갖는 부작용뿐만 아니라, 얼토당토 않는 시도를 하는 수술 때문입니다. 척추 수술도 그렇고, 요즘 유행 중인 어깨관절 수술도 그렇습니다. 환자의 몸에 뭔가 이상이 있다고 하면 칼을 대는 수술부터 하려고 하는 의사들과 현대의학을 생각하면 몸서리치도록 싫어집니다.

충돌증후군은 견봉 아래쪽에서 상완골두의 대결절이 부딪히는 충돌이 되면서 극상근의 힘줄이 손상되는 것은 맞습니다만, 그렇다고 해서 상완골두의 대결절이 더 위쪽으로 올라갈 수 있도록 공간을 확보해 주기 위해 견봉 아랫부분을 긁어내는 견봉성형술을 한다는 자체가 말이 안 되는 소리입니다. 제 글을 유심히 읽어 오신 독자라면 저의 의견에 전적으로 동의하시리라 믿습니다.

견봉 아랫부분에 상완골의 대결절이 부딪히는 것은 맞지만, 그 이유는 상완골과 견갑골이 만나는 관절면내에서 일어나는 부속 운동 중에서 하방미끌림이 생기지 않아서 상방활주만 생긴 결과 상완골두가 위쪽으로 올라가 견봉 아랫부분과 충돌을 일으키는 것입니

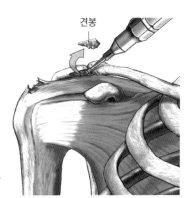

[그림 1-14] 견봉성형술(acromioplasty).
견봉 아랫부분을 갈아서 제거하는 모습.

다. 따라서 치료는 하방미끌림 작용을 하는 근육이 정상적으로 작동되도록 근육을 풀어만 준다면 더 이상 견봉과 충돌하는 현상이 나타나지 않을 것이라는 점은 상식에 가까운 진실입니다.

정말 저는 묻고 싶습니다. 견봉성형술을 하는 의사들에게. 정말 몰라서 견봉성형술을 하는 것인지, 아니면 충돌증후군이 생기는 기능해부학적인 지식이 있음에도 불구하고 의사의 양심을 속이고 환자의 어깨에 칼을 대는 것인지.

설령, 제아무리 고급 기술을 사용해서 견봉 아랫부분을 예쁘게 갈아 내었다 해도, 그래서 상완골의 대결절이 조금 더 위쪽으로 이동해도 견봉과 충돌하지 않을 정도로 공간을 확보했다고 하더라도, 그 효과는 얼마나 지속될까요? 결국 하방미끌림작용을 하는 근육들이 풀려서 정상적인 기능을 하지 않는 한 상완골두는 계속 위쪽으로 굴러갈 것이고, 다시 견봉과 충돌하게 될 것입니다. 시간이 지나면 상완골의 대결절과 견봉 사이에서 충돌이 되는 극상근의 힘줄은 다시 염증이 생기고 통증이 나타나게 될 것입니다. 시간이 지날수록 극상근의 힘줄은 조금씩 찢어지게 될 것이고, 극상근과 견봉 사이에 있는 견봉하점액낭(subacromial bursa)은 떡처럼 굳어 버리는 유착성관절낭염(adhesive capsulitis)인 오십견으로 종결될 것입니다.

어깨가 아픈 환자가 내원했을 때 검사할 수 있는 방법이 있습니다. 환자가 말하는 증상을 듣고, 환자에게 질문을 하고, 테스트를 해 보고, 병명을 결정하는 순서를 거치게 되는데요. 이 과정을 '이학적 검진(physical examination)'이라고 합니다. 사실, 이 정도의 정보와 검사만으로도 환자의 병명을 진단 내리는 데는 큰 문제가 없습니다.

환자가 원하는 것은 자신의 내부가 어떻게 되어 있는지 눈으로 보는 것일까요, 아니면 치료일까요? 환자는 자신의 아픈 어깨가 낫길 바라는 마음에서 병원을 내원하는 것이지, 자신의 어깨 내부를 들여다보고 싶어서 내원하는 경우는 많지 않을 것입니다. 그렇다면 의사는 검사를 하는 사람인가요? 아니면, 치료를 하는 사람인가요? 이런 질문에 비추어 보면 환자를 치료하기에 앞서 너무 많은 검사를 하고 있는 현재의 병원은 분명 많은 문제를 안고 있습니다. 아니, 치료비보다 검사비가 더 많이 드는 것이 정상은 아니지 않나요?

의사들은 너무도 쉽게 MRI를 찍어 보자고 말을 하지만, 사실은 환자가 하는 말을 찬찬히 들어만 봐도 대충은 병명을 예측할 수 있습니다. 조금 부족한 부분이 있으면 환자에게 몇 가지 물어보면 대부분 확진을 내릴 수가 있습니다. 그래도 조금 애매한 부분이

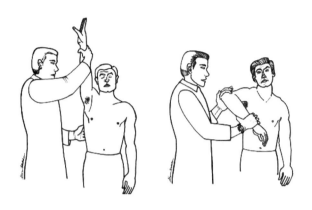

[그림 1-15] 충돌증후군 테스트법. Neer test(위쪽)와
Hawkins-Kennedy test(아래쪽)

있다면 환자의 어깨를 잡고 움직여 보는 테스트를 통해 확진을 내
릴 수 있습니다(그림 1-15).

그런데도 굳이 초음파나 값비싼 MRI 영상을 통해 확인해 보고자
하는 의사의 심리는 두 가지로 생각해 볼 수 있는데요, 우선 눈으
로 보이지 않는 어깨 상태를 직접 눈으로 확인하고 싶고, 그 결과
를 통해 확신을 갖고자 하는 심리가 있고, 두 번째는 혹시나 오진
을 내릴 가능성을 애초에 차단하겠다는 의도가 있을 것입니다. 그
리고 수술 여부를 결정하기 위해 내부를 확인해야 할 필요성도 있
을 것입니다. 사실, 수술 없이 치료를 하는 물리치료사인 제 입장
에서는 모두 무의미한 검사일 뿐이며, 돈 낭비일 뿐입니다. MRI

검사가 X-ray 검사비만큼 저렴하다면 과연 지금처럼 MRI를 많이 찍을까 궁금합니다.

저는 환자에게 통증을 유발하는 테스트를 하지 않습니다. 환자의 팔을 잡고 어깨를 움직이면서 통증을 재현해 보면 확실하게 병명을 알 수 있고, 환자에게 확신을 심어 줄 수도 있습니다. 하지만 이학적 검사의 가장 큰 단점이 증상을 재현하는 것이기 때문에, 이 과정에서 통증이 나타납니다. 통증이 나타난다는 것은 손상된 조직에 또다시 비정상적인 자극이 가해진다는 것이며, 이는 추가적인 손상을 유발한다는 것을 의미합니다.

그래서 아픈 환자의 어깨를 움직여서 환자에게 굳이 확인시켜 줄 필요가 있을까라는 것이 저의 생각이며, 그래서 저는 환자에게 통증을 유발하는 재현검사를 절대 하지 않습니다. 그리고 엑스레이나 MRI 필름을 거의 보지 않고 이학적 진단을 내리고, 병명이 무엇이고, 병이 왜 생겼으며, 치료를 하지 않으면 앞으로 어떻게 진행될 것이며, 치료를 한다면 증상은 어떻게 변해 갈지 환자에게 설명을 드린 후 바로 치료를 시작합니다.

저는 이렇게 생각합니다.

환자가 걸어 들어오는 표정을 보고 해당 환자가 어디서 아파서 왔는지 알아내는 사람이 있다면 그 사람은 신의 경지에 오른 것입니다. 하지만, 우리는 인간이기 때문에 환자가 말하는 증상을 들어보고 병명을 진단 내릴 수 있는 사람이 진정한 고수라고 생각합니다. 중수는 환자가 말하는 증상으로는 부족해서 환자에게 몇 가지 더 물어보고 진단을 내릴 수 있는 사람입니다. 마지막으로 환자에게 통증을 유발하는 검사를 통해 병명을 알아내는 사람은 하수입니다. 딱 보면 알아야 합니다. 아니면 환자의 이야기를 듣고 알아야 하며, 그도 아니면 물어보고 알아야 합니다. 그래야 전문가라 할 것입니다.

제가 이렇게 말을 쉽게 하기는 했지만, 어깨가 아프다는 것은 상완골두가 하방미끌림이 되지 않고, 위쪽으로 구르기만 일어나서 극상근이 붙는 대결절이 위쪽에 있는 오훼견봉궁과 충돌이 되는 것에서 모든 병이 시작되며, 최종적으로는 오십견으로 진행한다고 말씀드렸습니다. 그리고 하방미끌림이 일어나지 않는 이유는 극상근을 제외한 세 개의 근육이 굳어 있어서 제 기능을 발휘하지 못하기 때문이라고 하였습니다. 이 상태가 바로 충돌증후군이며, 극상근의 힘줄에 염증이 생긴 것이며, 어깨질환이 시작된 단계라고 말씀드렸습니다. 이 상태가 개선되지 않으면 극상근이 찢어지는 회전근개파열이 되고, 찢어지지 않으면 극상근 자신도 살아야 하기 때문에 방어 물질을 만들어 내게 되는데, 그것이 석회성건염(calcific tendinitis)이라고 하였습니다.

어깨관절은 견갑골의 움직임과 함께 180도 외전이 완성되는데, 이때 60도를 담당하는 견갑골의 움직임 시에 견갑골의 안정화에 기여하면서 원심성수축을 하는 능형근의 문제로 인해 탄발성견갑골이 생기는 것입니다. 견봉쇄골관절에서 그럭그럭거리는 소리가 들리거나 심해지면 어깨 위쪽에 통증이 생기는 관절염이 되며, 최종적으로는 어깨를 움직이는 모든 근육들이 굳으면서 견봉하점액낭이 떡처럼 굳어 관절을 움직이지 못하는 상태가 오십견이라고 하였습니다.

제 말을 오롯이 가슴속으로 받아들이고, 수긍하신다면 뭐가 문제겠습니까? 치료는 이미 정해져 있는데요. 1차적으로는 상완골두를 하방으로 끌어내리는 작용을 하는 극하근, 소원근, 견갑하근이 치료 타깃이 되는 것입니다. 물론 오십견 챕터에서 좀 더 자세히 설명을 드리겠지만, 견갑골을 움직이는 근육들까지 완벽하게 풀어내면 어깨에 발생한 모든 질환을 해결할 수 있기 때문에 설령 나의 진단이 틀렸다고 한들 무슨 큰일이겠습니까? 어깨통증을 유발하는 근육을 풀어 주면 끝날 일이니까요.

회전근개파열

Rotator cuff tearing

02

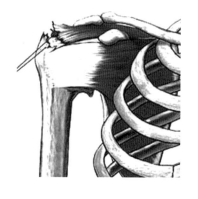

제가 충돌증후군 다음으로 선택한 질환은 회전근개파열입니다.

앞장에서 언급한 것을 상기해 보시면, 어깨질환은 충돌증후군으로 시작해서, 회전근개파열, 석회성근염, 관절염을 거쳐서 최종적으로 오십견으로 진행하는 진행성질환 (progressive disease)이라고 말씀드렸습니다만, 저의 임상 경험을 복기해 보면 꼭 이 과정대로 진행되는 것은 아니고, 순서는 서로 바뀌는 경우도 있습니다. 하지만, 시작과 끝은 변함없는 사실입니다. 즉 '충돌증후군에서 시작한 질환이 해결되지 않으면 다음 단계로 넘어가게 되고 최종적으로는 오십견으로 마무리된다'는 것입니다.

하지만, 충돌증후군과 오십견으로 연결되는 중간 단계에 있는 질환들인 회전근개파열, 석회성건염, 관절염, 그리고 추가적으로 탄발성견갑골은 서로 순서가 바뀌기도 하고, 반드시 나타나지 않은 채 오십견으로 종결되기도 합니다.

만일 이러한 필자의 주장이 중요한 이슈가 된다면 추적 조사를 해 보면 됩니다. 다만, 저는 임상가(clinician)이지 연구를 하는 사람(researcher)이 아닙니다. 혹시 제 의견에 대해 의구심이나 호기심이 생기는 독자 중에 연구원이 있다면 견관절 질환자들을 대상으로 추적 연구를 해 볼 것을 권유드립니다.

다시 한 번 말씀드리지만, 어느 날 갑자기 힘줄에 석회가 생긴 것이 아니며, 어느 날 갑자기 힘줄이 터져 버리는 것이 아니며, 어느 날 갑자기 오십견이 생긴 것이 아니라는 것을 말씀드립니다. 건강 서적을 집필한 의사들 중에서도 어깨질환의 진행 순서를 언급한 분은 단 한 분도 없습니다. 환자들도 더러 이런 말을 합니다. "이때까지 괜찮았는데, 언젠가부터 밤에 잠을 잘 수가 없고, 팔을 들어 올릴 수가 없어서 병원에 갔더니 회전근개파열이라고 하더라." 이 말이 사실일까요? 어느 날 갑자기 팔이 올라가지 않고, 옷을 갈아입기도 힘들고, 팔을 뒤로 돌려서 뒤처리하는 것도 힘들어서 병원에 갔더니 회전근개파열이라는 진단을 받은 것일까요?

그렇지 않습니다. '회전근개 파열'은 충돌증후군보다 앞서서 생기지 않습니다. 만약 회전근개파열이라는 진단을 받았다면 이미 해당 환자는 오래전부터 어깨가 아팠을 가능성이 높습니다. 팔을 들어 올리면 뜨끔뜨끔하는 통증이 있어서 놀래기도 하고, 밤에 옆으로 자면 눌린 어깨가 우리하게 아파 오고, 팔을 머리 위로 들어 올리면 아파서 조심했던 기간이 있었을 것입니다. 그러던 어깨가 어느 날 갑자기 무리하게 힘을 쓰거나 혹은 예상을 뛰어넘는 외력이 가해지면서 뚝 하는 소리를 들었을 것입니다. 이전 증상이 나타났을 때 치료를 했다면 극상근이 찢어지는 회전근개 파열로 진행되지 않았을 것입니다.

충돌증후군에서 계속 강조했듯이, 필자는 상완골두를 하방미끌림시키는 극하근, 소원근, 그리고 견갑하근이 굳어서 제 기능을 하지 못할 때 극상근에 의해 상방활주만 생겨서 위쪽에 있는 오훼견봉궁에 상완골의 대결절이 충돌하는 질환이 충돌증후군이며, 뭉친 근육이 풀리지 않으면 다음 단계인 극상근파열로 진행된다고 말씀드렸습니다.

그렇다면 여기서 하나의 의문이 생깁니다.
충돌증후군의 원인이 '힘줄의 염증'이라고 알려져 있는데, 힘줄에 염증이 생긴 이유는 상완골두를 하방미끌림 작용을 하는 세 개의 근육이 굳는 게 원인이라는 필자의 주장에 대해, 그렇다면 그 세 근육은 왜 굳느냐는 의문이 생길 것입니다. 굳는 이유를 안다면 굳지 않게 할 수도 있을 것이고, 영원히 충돌증후군은 발생하지 않을 것이기 때문입니다. 만약 충돌증후군이 생기지 않는다면 그 이후 진행되는 석회성건염이나 회전근개파열, 그리고 심지어 오십견도 생기지 않을 것입니다.

저의 생각은 이렇습니다.

어떤 외상이나 균이 침투하지 않은 상태에서 근육이 굳는 이유는 정적인 자세를 장시간 취하기 때문입니다. 물론 무거운 물건을 많이 드는 직업군이나 머리 위로 팔을 올리는 동작이 많은 스포츠, 즉 배드민턴이나 테니스, 야구, 수영 등도 원인이 되기도 하겠지만, 대부분은 움직이지 않는 직업을 가진 사람에게서 호발합니다.

설령, 오버헤드 동작이 많은 스포츠 동호인들도 회전근개가 찢어지는 부상을 당할 수도 있겠지만, 조금만 더 생각해 보면 평소에 많이 앉아서 근무하면서 어깨 주변 근육들이 뭉쳐 있는 상태인데, 뭉친 근육을 풀지 않은 채 오버헤드 동작을 과도하게 하면서 극상근이 찢어진 경우가 더 많지 않을까라는 것이 저의 생각입니다. 그렇게 찢어지기 시작한 극상근이 회복이 채 되기도 전에 운동을 통해서 풀어 보겠다고 다시 운동을 하고, 낫지 않으면 더 강하게 어깨를 움직이게 되면서 결국 되돌릴 수 없는 지경에 이르게 되는 것이 아닌가 싶습니다. 저 역시 테니스를 13년 정도 치고 있지만, 그다지 회전근개파열로 고생하는 분이나 수술한 분을 볼 수 없습니다.

극단적으로 한번 생각해 볼까요?

스님이 열반에 드는 경우입니다. 전혀 움직이지 않은 채 가부좌 자세로 앉아 있습니다. 온몸의 근육이 굳으면서 그대로 사망으로 이어집니다. 이처럼 몸을 움직이지 않는다는 것은 매우 위험합니다. 몸을 움직이지 않으면 근육들이 빠르게 굳기 때문입니다. 근육이 굳으면서 병이 생기고, 적은 수의 근육이 조금 굳으면 작은 병이 생기고, 많은 수의 근육이 많이 굳으면 큰 병이 생기고, 온몸의 근육이 다 굳으면 죽는 것입니다.

실제로 암 환자의 몸은 그 어떤 질환자의 몸과 비교해 보더라도 단단하게 굳어 있습니다. 도수치료를 하기 위해 근육을 당겨 보면 뼈가 뚝 하고 부러질 것 같은 두려움이 들 정도로 단단하게 굳어 있습니다. 과연 이 암 환자는 몸에 암이 생겼기 때문에 온몸의 근육이 그토록 단단하게 굳어 버린 것일까요? 아니면 반대로, 몸이 돌처럼 단단하게 굳어 있어서 암이 생긴 걸까요? 다른 예를 들어 볼까요? 썩은 나무에 버섯이 생기는 걸까요? 아니면 버섯이 생기면서 나무가 썩어 버린 걸까요?

인체를 둘러싸고 있는 500여 개의 골격근이 단단하게 굳어지면 가장 쉽게 생각해 볼 수 있는 것은 혈액순환이 안 되는 것입니다. 그리고 목척추를 연결하고 있는 근육이 굳으면 목디스크가 튀어나오면서 팔신경을 압박하게 되니 팔이 저리는 방사통이 생기고, 허리척추를 연결하고 있는 근육이 굳으면 허리디스크가 튀어나오면서 다리로 내려가는 신경을 압박하게 되니 다리가 저리는 방사통이 생기는 것입니다.

그렇다면 등척추를 연결하는 근육이 굳어서 등척추 12마디에서 빠져나오는 총 24개의 신경이 막힌다면 어떤 현상이 발생할까요? 목은 5쌍의 신경이 팔로 내려오고, 허리도 5쌍의 신경이 다리로 내려가지만, 등에 있는 12쌍의 신경은 어디로 연결되는지 아시나요? 바로 심장과 폐, 간, 신장, 비장, 위장, 그리고 대장과 소장 등 내장기로 연결됩니다.

등척추를 연결하는 근육들이 굳으면 등척추를 압박하게 될 것이고, 등척추에서 출발하는 12쌍의 신경이 눌리게 될 것입니다. 그 결과 내장기로 연결되는 신경신호가 차단될 것이며, 결국에는 내장기의 기능은 떨어지게 될 것입니다. 이 상태에서 외부에서 유해

공기가 들어온다면 내장기는 공격당하게 될 것입니다. 공격을 당하면 손상을 입게 되고, 손상의 1차 반응인 염증을 발생시켜서 치유 과정을 시작하게 될 것입니다. 이 질환은 폐렴, 간염, 위염 등으로 알려져 있는 염증이 생긴 상태입니다. 그럼에도 불구하고 계속 공격당한다면 해당 조직은 스스로 방어물질을 만들어서 스스로를 보호하게 되는데, 그것이 바로 종양(cancer)입니다. 그나마 양성이면 괜찮겠지만, 악성이라면 온몸으로 전이되는 결과를 초래하는 것입니다.

이 주장은 전적으로 필자의 개인적인 생각이지만, 암 환자를 손으로 치료하면서 느낀 임상 경험에 기초한 가설입니다. 허무맹랑한 헛소리라고 간주하셔도 상관없지만, 혹여라도 저의 이런 생각에 긍정적인 신호가 읽힌다면 고민해 보는 계기가 되기를 바랍니다.

극상근이 찢어지는 이유 또한 이와 다르지 않습니다.

극상근을 제외한 다른 근육들이 조금 굳어 있는 정도가 충돌증후군이며, 이보다 좀 더 굳은 상태에서 극상근이 찢어지는 회전근개 파열로 나타나고, 그보다 더 굳으면 석회성건염으로 진행되며, 어깨를 움직이는 근육들이 최대로 굳어 버리면 오십견으로 진행되는 것입니다. 이것이 바로 임상가인 제가 환자의 질환을 바라보는 관점이며, 어깨질환을 바라보는 관점입니다.

따라서 치료는 충돌증후군이 제일 쉽고, 오십견이 제일 어려운 것입니다.

더러, 오십견을 3일 만에 치료를 한다고 광고 아닌 광고를 하시는데, 정말 그러신지 묻고 싶습니다. 저의 임상 경험에 의하면 정상 측 어깨와 똑같이 만드는 데 최소 3개월에서 최대 6개월까지 소요됩니다. 땀을 뻘뻘 흘려 가면서 온몸으로 어깨를 치료해도 잘 낫지 않는 오십견을 단 3일 만에 치료한다는데 저는 도저히 이해할 수 없습니다. 아마 그분과 제가 생각하는 오십견 치료의 결과치가 다른 데서 생긴 오해가 아닌가 싶습니다만, 그렇지 않다면 메디컬 쇼에 지나지 않으며, 너무 지나치면 사기 행위가 된다는 것을 기억하셨으면 합니다.

찢어진 극상근은 원인과 결과로 보면 결과일 뿐입니다.

원인은 바로 극상근을 제외한 나머지 근육들이 굳어진 결과로 발생한 것입니다. 따라서 찢어진 극상근을 깁는 수술은 실패할 수밖에 없다는 것입니다. 설령, 수술을 통해 깁는다 해도 도수치료사가 뭉친 근육을 풀어 나가는 데 있어서 보조적인 수단으로 수술을 고려해야 할 일이지, 도수치료를 건너뛰어서 수술로 해결하겠다는 발상 자체가 모순이라는 점입니다. 반드시 재파열됩니다.

극상근을 제외한 근육들이 굳으면 왜 극상근이 찢어지게 되는지에 대해서 조금 더 설명을 드리겠습니다.

회전근개 중에서 극상근을 제외한 세 근육은 출발점은 다르지만, 부착점은 모두 상완결의 소결절에 붙어 있습니다. 그리고 모두 어깨를 내회전과 신전 작용을 합니다. 이 세 근육이 스트레칭이 되려면 팔을 위로 최대한 들어 올려야 하는데, 사무직을 포함하여 앉아서 일하는 사람은 이 세 근육이 항상 짧아진 상태가 되며, 시간이 지날수록 짧아진 근육은 그대로 뭉치게 되는 것입니다. 따라서 자주 하늘로 팔을 쭉 들어 올리는 스트레칭을 한 번씩 해 주는 것만으로도 많은 도움이 됩니다.

이외에 견갑골의 움직임과 관련 있는 다수의 근육들이 있습니다.

충돌증후군을 설명할 때 어깨가 180도 외전을 완성하기 위해서는 상완골두와 견갑골의 관절와가 만나 이루는 견갑상완관절(scapulohumeral joint)에서 120도 움직임이 발생하고, 견갑골과 흉골이 만나서 이루는 견흉관절(scapulothoracic joint)에서 60도의 움직임이 발생한다고 했습니다. 따라서 견갑골의 움직임이 견관절의 움직임에 막대한 영향을 미치게 됩니다. 이 두 동작이 원활하게 이뤄지려면 쇄골과 만나는 흉쇄관절과 견쇄관절에서 30도의 축회전이 동반되어야만 180도 외전이 가능하다고 말씀드렸습니다. 이 원리를 생각했을 때 이들 관절을 움직이게 하는 모든 근육들이 치료 타깃이 되는 것입니다. 극상근은 빼고.

회전근개(rotator cuff)란 어깨를 회전시키는 근육들을 말합니다. 대체로는 극상근(supraspinatus), 극하근(infraspinatus), 소원근(teres minor), 그리고 견갑하근(subscapularis) 총 4개의 근육으로 구성되어 있다고 알려져 있습니다(그림 2-1).

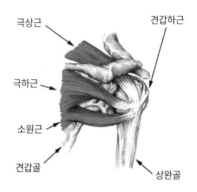

[그림 2-1] 회전근개를 이루는 4개 근육의 해부학적인 모습

극상근은 상완골의 대결절(greater tubercle)에 부착하는 반면에, 나머지 세 개의 근육은 모두 소결절(lesser tubercle)에 부착합니다. 이 결과 이들 근육들의 작용이 다른데요, 즉 극상근은 견관절을 옆으로 들어 올리는 외전(abduction) 작용을 하는 반면에, 나머지 세 개의 근육은 견관절을 안쪽으로 회전시키는 내회전(internal rotation) 작용을 하는 특징이 있으며, 견관절 외전 시 극상근이 상완골을 상방활주(upward rolling)할 때 아래쪽으로 끌어내리는 하방미끌림

(downward gliding) 작용을 하는 근육들입니다.

회전근개 파열이라 함은 극상근이 파열되는 것입니다. 더러 견갑하근(subscapularis)이 파열되는 경우도 있기는 하나 흔하지는 않고요, 정형외과학 책에도 극상근파열만 언급되어 있습니다. 여기서 우리는 극상근이 왜 파열이 되는지 생각해 봐야 합니다. 초음파나 MRI 영상을 통해 의사 선생님이 "회전근개가 파열되었습니다. 수술해야 합니다."라는 이야기를 듣는다면 환자인 우리는 어떻게 반응할까요? 당연히 파열되었으니 수술해야 한다는 결론을 내리게 됩니다. 디스크가 탈출했으니 수술해야 한다고 당연히 받아들이고, 관절연골이 닳았으니 당연히 새것으로 갈아 끼워야 한다고 받아들이는 것입니다. 자동차의 타이어가 마모되었으면 당연히 새 타이어로 교체를 해야 하듯이 말입니다. 만약 닳아 버린 타이어를 교체하지 않은 채 운전을 할 경우 심각한 사고를 당할 수 있으니까요.

하지만, 인체는 그렇게 단순하게 바라봐서는 안 됩니다.
대체 멀쩡하던 극상근이 왜 찢어졌을까를 고민해 봐야 하며, 그 고민 속에서 극상근이 찢어지는 원인을 알게 될 것이며, 그 원인을 제거한다면 극상근은 수술 없이도 회복을 시작하게 될 테니까요.

'어깨의 모든 질환은 충돌증후군에서 시작되며, 충돌증후군이 치료되지 않은 결과 진행성의 결과로 회전근개가 파열되는 것이다.'라고 말씀드렸습니다. 기억하시나요?

하방미끌림작용을 하는 극하근, 소원근, 그리고 견갑하근이 굳어 있어서 제대로 작동되지 않으면 상완골두는 상방활주(upward rolling)만 되기 때문에 위쪽에 있는 오훼견봉궁과 부딪히는 충돌이 발생하게 되며, 1차적으로 극상근에 염증이 생기는 것입니다. 만약 이 상태가 계속된다면, 즉 팔을 움직일 때마다 계속 끼이면서 충돌한다면 힘줄은 계속 손상될 것이고, 조금씩 조금씩 찢어지게 될 것이라는 것을 예측할 수 있습니다. 이 상태에서 갑작스런 힘이 작용한다면, 즉 무거운 물건을 갑자기 들어 올리거나 공을 던지는 동작이나 라켓을 머리 위에서 스매싱을 하거나 서브를 넣는 동작과 같이 오버헤드 스로우(overhead throwing) 동작 시 급작스런 힘을 이기지 못하고 찢어지는 것입니다. 이 상태를 계속 방치한다면 결국에는 완전파열로 진행될 것입니다.

힘줄이 완전파열되면 수술을 고려해 봐야 합니다.

하지만 정형외과학 책에도 언급되어 있듯이, 젊은 사람이라면 노동을 해야 하는 만큼 수술을 권하지만, 중고령층에서는 굳이 수술을 할 필요가 없다고 언급되어 있습니다. 극상근이 완전파열되었음에도 불구하고, 수술을 통해 접합하지 않으면 어떻게 될까요? 어깨를 아예 움직이지 못하는 불구(disability)가 될까요? 그렇지 않습니다. 팔을 옆으로 들어 올리는 근육은 극상근 외에도 삼각근 (deltoid muscle)이 어느 정도 작용을 하고, 상승모근도 일정 부분 작용을 하기 때문에 생활하는 데 조금 불편하다 해도 지낼 만합니다. 운동선수가 아니라면 굳이 수술을 하지 않아도 된다는 말입니다.

이것은 곧 '추간판이 파열된 환자가 수술을 하지 않으면 어떻게 되는가?'라는 질문과도 같은데요, 추간판이 터져서 순간적으로 다리가 마비되는 증상이 나타나기도 하고, 다리에 힘이 빠지거나 혹은 허리를 조금만 숙여도 골반과 엉치 쪽으로 번개가 치는 듯한 통증이 나타나기도 하지만, 수술을 하지 않는다고 다리가 영원히 마비되어 휠체어를 타는 신세로 전락하지는 않습니다. 디스크탈출이 너무 심하거나 혹은 추간판이 파열되어 수술을 권유받은 환자에게 "담당 의사는 수술 안 하면 어떻게 된다던가요?"라고 물어보면 환자들은 더러 이렇게 말합니다. "다리가 마비된다고 하던데요."

제발, 디스크 환자의 증상이 심해서 설령 수술이 필요하다고 판단되더라도 환자에게 말도 되지 않는 거짓말은 하지 마시길 부탁드립니다. 저는 디스크가 터져서 다리가 마비되어 장애인으로 산다는 소리는 들어 보지도 못했습니다. 혹시 제가 잘못 알고 있는 부분이 있다면 알려 주십시오. 진짜로 다리가 마비돼서 걷지를 못 하고 휠체어를 타고 다녀야 하는 경우가 있는지. 제가 알기로는 오히려 디스크 수술하다가 실패해서 환자가 영구장애를 갖는 경우는 봤습니다만.

극단적으로 한번 생각해 봅시다.

추간판탈출 혹은 추간판이 파열된 환자를 병원 치료를 전혀 받지 못하는 산이나 섬으로 보냈다고 가정해 봅시다. 이 환자는 어떻게 될까요? 앉은뱅이가 되어 걷지를 못할까요? 그렇지 않습니다. 시간의 차이일 뿐 자연스럽게 회복됩니다. 특발성 척추측만증(idiopathic scoliosis)도 마찬가지입니다.

추간판이 탈출된 환자나 추간판이 파열된 환자는 처음에는 허리를 조금만 움직여도 다리에 번개가 치는 듯한 통증이 내려오고, 죽고 싶을 만큼 고통스런 통증이 생기지만, 시간이 지날수록 조금씩 회복이 되는 아이러니가 발생합니다. 다만 환자들은 자연치유가 될 때까지 시간이 너무 많이 걸리고, 그 기간 동안 감당해야 할 고통이 너무 크기 때문에 수술을 하는 것이죠. 그리고 수술로 터진 디스크를 제거했다 해도 디스크를 파열시키는 힘은 그대로 남아 있기 때문에 다시 재발하는 악순환이 반복되는 것입니다. 추간판을 탈출시키고 파열시키는 힘은 바로 굳어 버린 근육입니다. 요통에 관해 정확한 정보를 원하신다면 『요통, 그리고 근사슬이완술』이라는 책을 꼭 읽어 보시기 바랍니다.

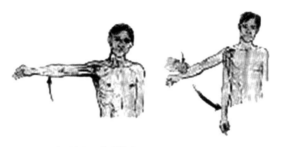

[그림 2-2] 상완낙하검사(Drop Arm Test)

회전근개가 파열되었다면 초음파나 MRI 영상을 보지 않더라도 환자의 증상과 테스트를 통해 쉽게 확인할 수 있습니다. 그 대표적인 검사법이 상완낙하검사(Drop Arm Test)입니다(그림 2-2).

상완낙하검사는 극상근의 완전파열 유무를 쉽게 테스트할 수 있는 간단한 방법입니다. 이 검사를 설명하기 전에 근육의 작용에 대해 잠깐 언급하겠습니다. 팔을 옆으로 들어 올리는 외전 시 초기 0~15도까지는 극상근이 작용하며, 15~90도까지는 삼각근이 작용합니다(그림 2-3).

견관절 외전

견관절 외전 초기 0~15도까지는 극상근이 작용한다. 그다음 삼각근이 견관절 외전 15도에서 90도까지 작용한다. 견관절 180도 외전은 견갑골을 상방회전시키는 승모근과 전거근이 작용한다.

액와신경 손상: 액와신경이 손상되면 삼각근과 소원근을 마비시키고, 견관절의 형태가 변하며, 삼각근의 감각이 감소한다. 그리고 견관절 15~90도 외전이 제한된다.

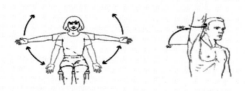

[그림 2-3] 견관절 외전 시 삼각근과 극상근의 작용 범위

[그림 2-3]에서 볼 수 있듯이 어깨를 벌려서 90도 외전을 유지하는 힘에는 삼각근이 작용하는 것입니다. 치료사가 환자의 팔을 들어 올려 준 상태에서 90도 외전 상태를 유지하게 하면 극상근이 완전파열된 환자라 해도 이 상태를 유지할 수 있습니다. 하지만, 90도 외전에서 각도를 조금씩 줄여 보면 어느 시점에서 팔이 툭 떨어지게 됩니다. 이런 현상이 나타나면 극상근이 완전파열되었음을 의미합니다. 만일 이런 두 검사에서 팔이 떨어지지 않고 통증만 있으면, 극상근이 파열되었다 해도 부분파열이기 때문에 수술 없이 치료가 가능합니다.

힘줄이 끊어졌는데 수술로 깁지 않고 어떻게 치료가 가능할까요?

회전근개가 파열되는 이유에 대해 앞서 언급한 것을 유추해 보면 될 것 같습니다만, 제가 추가로 다시 설명을 드리겠습니다. 앞서 언급했듯이, 팔을 옆으로 들어 올리는 외전 동작을 할 때 관절면내에서는 두 가지 부속운동이 일어납니다. 상완골두를 상방으로 끌어올리는 상방활주(upward rolling)와 상완골두를 하방으로 끌어내리는 하방미끌림(downward gliding)이 동시에 발생해야만, 상완골두는 견갑골의 관절와 안에서 180도 움직임이 가능합니다. 하지만, 팔을 외전시킬 때 상완골두의 상방활주만 일어나고 하방미끌림이 일어나지 않기 때문에 위쪽에 있는 오훼견봉궁(coracoacromial arch)에서 극상근이 끼이면서 충돌이 일어나게 되고, 이러한 현상이 반복되면 극상근이 손상되고, 염증이 생기고, 찢어지기 시작한다고 누차 말씀드렸습니다.

하방미끌림 작용을 하는 근육은 극상근을 제외한 나머지 세 개의 근육인 극하근, 소원근, 견갑하근입니다. 따라서 이들 세 근육이 완전히 풀릴 때까지 치료를 하는 것입니다. 환자 스스로 해결하고자 한다면 이들 세 근육을 풀어 주는 치료를 하는 것입니다.

어깨근육이 약해서 찢어지는 것이니, 근력강화운동을 해야 한다고 많이들 언급하고 있습니다. 이건 정말 헛소리입니다. 대체 어떤 근육이 약화되어서 회전근개가 찢어지는 것인지에 대해서는 단 한

줄도 언급되어 있지 않고, 또한 어떤 근육을 강화해야 하는지에 대해서도 언급되어 있지 않습니다. 더 황당한 것은 대체 그 근육들이 '어떤 작용을 못 하길래', '어떤 작용을 유도하기 위해', '어떤 근육을 강화해야 하는지'를 말하지 못하고 있는 것이 현재까지 출판된 책이나 블로그, 의료광고용 기사 그리고 유튜브 영상이라는 것이며, 이런 상황은 운동전문가라고 자처하는 선수트레이너에서부터 물리치료사, 더 황당한 것은 어깨수술을 전문으로 한다는 신경·정형외과 의사, 그리고 국가대표주치의와 프로선수를 주로 치료하고 있는 명의라고 알려진 의사들의 수준 낮은 글과 강의 영상이라는 사실입니다.

극상근이 약해서 찢어진 것이라고 생각하는 것일까요?

그렇다면 극상근을 강화하는 운동을 해야 한다는 말일까요? 맨손으로 팔을 들어도 찢어진 극상근이 오훼견봉궁에 끼이면서 엄청나게 아플 텐데, 그 아픔을 참고 아령을 들고 운동을 하라는 말일까요? 정말 이렇게 운동을 한다면, 부분파열된 극상근은 완전히 끊어지고야 말 것입니다.

찢어진 극상근은 아무런 잘못이 없고, 원인과 결과로 따지더라도 결과입니다. 극상근이 찢어진 원인은 상완골두의 하방미끌림을 일으키는 극하근, 소원근, 그리고 견갑하근이며, 이들 세 근육이 굳어 있어서 제 기능을 못한 결과로 발생한 것이 극상근 파열입니다. 따라서 치료 타깃은 극상근을 제외한 이들 세 근육이며, 이 세 근육을 가장 빠르고 효과적으로 풀어 주어야 합니다. 치료의 관건은 누가 가장 빨리, 그리고 가장 효과적으로 세 근육을 푸느냐의 싸움이지, 찢어진 극상근이 치료 타깃이 아니며, 절대로 손을 대서도 안 되고, 손상된 극상근에 추가적인 자극이 가해지는 동작을 해서는 안 되는 것입니다.

회전근개파열이라 하면 대부분은 수술을 이야기하고 있습니다 (그림 2-4).

정말 의사들은 찢어진 회전근개를 수술로 이어 주면 된다고 믿는 것인지, 의사의 양심을 걸고 진짜인지 묻고 싶습니다. 근육이라고 하는 살코기를 실을 엮어서 힘줄(tendinous type)이나 대결절이라는 뼈(bony type)에 접합해 주는 것인데, 상식적으로 생각해 보면 물렁물렁하면서도 약간은 질긴 살코기인 근육을 옷을 깁듯이 기워서 힘줄이나 뼈에 연결하는데, 제가 생각해 봐도 기워 놓은 실이 근육을 찢고 빠져 버리거나 실이 터져 버릴 것 같습니다.

물론 수술실에 들어가 보지 않은 제가 너무 수준 낮은 상상을 하는 것인지는 모르겠지만, 암튼 시간이 빠르고 늦고의 차이일 뿐 40~60% 정도가 재파열되는 실정이거든요. 수술한 당시에는 마취

제가 들어가 있기 때문에 일시적으로 통증이 사라질 수는 있습니다. 환자들이 만족하는 수준이 어느 정도인지는 모르겠지만, 상완골두를 아래쪽으로 끌어내리는 세 개의 근육이 풀리지 않은 상태라면 팔을 벌릴 때 상완골두는 여전히 상방으로만 이동하게 될 것이고, 극상근은 여전히 손상이 진행될 수밖에 없을 텐데 말입니다.

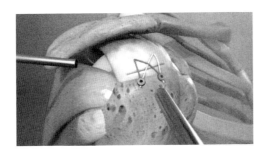

[그림 2-4] 회전근개 수술한 모습

도수치료를 하고 있는 물리치료사인 저는 한결같습니다.

"찢어진 극상근은 아무런 잘못이 없다. 상완골두를 하방으로 끌어내리는 극하근, 소원근, 견갑하근이 풀리지 않는다면 극상근은 오훼견봉궁에서 계속 끼이게 되면서 충돌은 계속될 것이며, 실이 아니라, 철사로 기워 놓는다 한들 극상근의 재파열은 막을 수 없을 것이다."

제가 주사와 침을 사용할 수 있는 의사라면 찢어진 극상근에는 손을 대지 않고, 나머지 세 개의 근육에 근육이완제를 주입할 것이며, 한의사라면 그 세 개의 근육에 침을 놓아서 근육을 풀어 주는 치료를 시도하겠습니다. 다만 저는 침과 주사를 사용할 권한이 없는 물리치료사이기 때문에 오직 손으로만 뭉친 세 개의 근육을 풀어 나가는 치료를 하는 것입니다. 하지만, 제가 물리치료사로서 도수치료를 통해 환자를 치료한 경험을 복기해 보면 손을 따라올 수 있는 치료는 없는 것 같습니다. 독자들은 "이문환 당신은 물리치료사이기 때문에 그런 말을 하는 것이지, 어떻게 침이나 주사보다 손으로 주물러 주는 당신의 치료가 더 우수하다고 말하느냐?"고 타박할 수도 있겠습니다만, 5권의 책을 집필하는 내내 저의 주장에는 흔들림이 없습니다.

도수치료를 뛰어넘을 수 있는 치료는 현재까지는 없습니다. 주사나 침 그리고 심지어 수술도 도수치료를 보조하는 수준으로 내려가야 합니다. 제가 굳이 이런 말을 하지 않더라도 병원에 가 보신 분들은 아시겠지만, 어깨질환을 포함한 모든 신경근골격계 질환을 전문으로 치료하는 병원에서 치료의 약 80% 이상은 물리치료사들이 담당하고 있는 것이 엄연한 사실입니다. 의사는 도수치료를 처방만 내릴 뿐이죠. 가끔씩 약이나 주사를 처방하거나 시술을 하기도 합니다. 주사제도 여러 가지가 있지만, 제가 보기에는 거기서

거기입니다.

회전근개파열.

이제는 관점을 바꿔야 합니다.

석회성건염
Calcific tendinitis

03

의사 입장에서 보면 석회성건염은 앞선 두 질환과 명확하게 다른 질환으로 보이겠지만, 물리치료사인 제가 보기에는 큰 차이가 없습니다. 그 이유는 석회성건염은 충돌증후군에서 파생된 진행성질환(progressive disease)일 뿐이라는 것이죠.

저도 처음에는 '왜 몸에 이런 게 생길까?' 무척 고민했던 적이 있었습니다.

척추에는 비정상적으로 덧자라는 뼈인 골극(spur)이 생기고(그림 3-1), 테니스엘보 환자도 화골성근염(myositis ossificans)이라고 해서 단요측수근신근에 칼슘이 생깁니다(그림 3-2). 좀 더 나아가 보면 암 덩어리가 생기는 것도 마찬가지입니다.

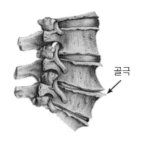

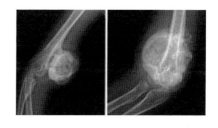

[그림 3-1] 척추에 생긴 골극

[그림 3-2] 화골성근염. 상완이두근에 생긴 화골성근염.

'사람의 몸에 원래 없던 이물질이 생기는 이유는 해당 조직이 스스로를 보호하기 위해 만들어 낸 방어물질이다.'라는 것이 저의 생각입니다. 따라서 스스로 보호할 이유가 없어지면, 생겼던 이물질도 그 역할을 다하고 자연스럽게 없지는 것은 아닐까 하는 생각도 들지만, 현재까지는 확신은 못하고 있습니다.

현재까지 왜 극상근의 힘줄에 석회가 생기는지 그 이유를 아무도 모르고 있습니다. 다만 반복적인 사용, 퇴행 등이 거론되고 있지만, 평소에 어깨가 아프지 않던 환자가 어느 날 갑자기 야간통이 심해서 병원에 갔더니 방사선상에 칼슘이 발견된 것일까요?(그림 3-3).

그렇지 않습니다.
이분은 이미 오래전부터, 적어도 2~3개월 정도 어깨가 아파서

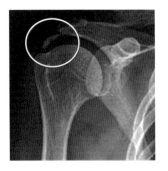
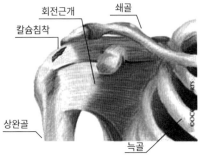

[그림 3-3] 석회성건염을 확인할 수 있는 X-ray 사진과 그림

이런저런 치료를 받아 왔거나 방치했을 가능성이 높습니다. 필자가 계속 강조하듯이 '석회성건염 역시 충돌증후군이 치료되지 않아서 극상근에 지속적인 비정상적인 자극, 즉 충돌이 생김으로 인해 극상근 자체가 보호반응으로 칼슘을 만들어 낸 것'입니다. 따라서 어깨가 아프기 시작한 2~3개월 전에 시작된 충돌증후군을 효과적으로 치료했다면 극상근에 칼슘이 침착되는 질환으로 진행되지 않았을 것이라는 게 필자의 생각입니다.

이런 환자의 체형을 보면 좀 다릅니다.

거의 모든 환자들이 일자목을 갖고 있고, 뒤에서 보면 어깨와 등이 불룩하게 경직되어 있는 모습을 취하고 있습니다. 둥근 어깨, 영어로는 Round shoulder라고 합니다. 한국에서는 거북목이라고 하지만 이 용어는 한국에서만 사용하는 용어입니다. 원어가 없습니다. '일자목'도 원어는 없고 한국에서만 사용하는 용어입니다. 원어는 두부전방이동자세이며, 영어로는 Forward head posture입니다. 이 자세를 갖고 있는 사람들이 경추엑스레이 사진을 찍어 보면 경추가 일자로 뻗어 있는 모습이 보입니다(그림 3-4).

석회성건염(calcific tendinitis)이 있는 환자가 위에서 언급한 둥근 어깨나 거북목 그리고 일자목이 되는 이유는 어깨를 움직이는 근육들이 심하게 굳어 있기 때문에 그런 체형의 변화를 보이는 것인데요, 대부분은 일자목 때문에 어깨와 목이 아프고, 거북목 때문에 목, 어깨, 등이 아프다고 알고 있지만, 사실은 그렇지 않고요, '척추나 관절에서 보이는 변화는 통증을 보상할 목적으로 근육이 만들어 낸 결과일 뿐'입니다. 따라서 척추를 교정하는 치료를 하는 것이 아니

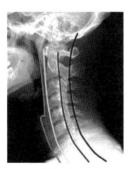 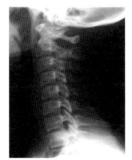

정상 형태의 목 사진   일자목 형태의 목 사진

[그림 3-4] 일자목 환자의 모습

라, 척추의 모양을 변형시킨 근육이 뭔지를 찾아서 해당 근육을 풀어 주면 환자는 원래의 모습을 찾게 되는 것입니다.

석회성건염(calcific tendinitis)은 어깨근육인 극상근에 나타나는 질환인데, 환자의 체형이 위와 같이 변하는 이유는 무엇일까요? 그것은 바로 어깨를 움직이는 근육들이 목과 등척추에 연결되어 있기 때문에 동반되어 나타나는 것입니다.

가령, 상승모근은 견갑골의 위쪽에서 시작해서 경추의 횡돌기에 붙어 있기 때문에 어깨를 으쓱거리는 작용을 합니다. 견갑거근은 견갑골의 상각(superior angle)에서 시작해서 경추의 횡돌기에 붙어 있고, 능형근은 견갑골의 내측연(medial border)에서 흉추의 횡돌기와 극돌기에 붙어 있습니다. 이와 같이 어깨를 움직이는 근육들이 견갑골에서 시작해서 척추에 연결되어 있기 때문에 이 근육들이 굳으면 척추의 모양이 변하게 되고, 외부에서 보이는 체형도 이상하게 보이는 것입니다.

좀 더 자세하게 설명을 드리면, 우리가 알고 있기로 둥근어깨(round shoulder) 환자는 가슴 앞쪽에 있는 대흉근의 경직에 의해 어깨가 구부정한 거북목이 된다고 알고 있습니다. 그래서 가슴을 쭉 펴고 다니라는 말을 듣게 되고, 물리치료사는 대흉근을 풀거나 이

완하려는 시도를 합니다. 하지만, 저의 입장은 좀 다릅니다. 상승모근과 견갑거근의 주행방향을 생각해 보시면 두 근육 모두 옆에서 보면 등 뒤쪽에서 시작해서 앞쪽에 있는 경추에 연결되어 있다는 것을 알 수 있습니다. 이 두 근육이 작용하면 견갑골을 상전방(superoanterior)으로 끌고 올라가게 됩니다. 그 결과 어깨가 구부정해지고, 어깨는 앞쪽으로 회전되어 둥근어깨가 되는 것입니다. 따라서 치료 타깃은 대흉근이 아니라, 상승모근과 견갑거근이 된다는 것을 알 수 있습니다.

현재 충돌증후군을 치료하는 방법은 체외충격파로 깨트리거나(그림 3-5), 주사기로 뽑아내거나 수술을 통해 절개하는 방법입니다(그림 3-6). 석회의 생성 주기를 보면 3단계를 거치게 되는데, 마지막 단계인 해소기가 되면 석회가 물렁물렁한 물처럼 변한다고 하네

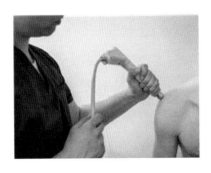

[그림 3-5] 충격파치료(shockwave therapy)

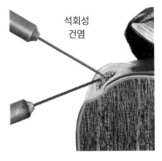

석회성 건염

[그림 3-6] 수술법

요. 그때 주사기를 뽑아내나 봅니다. 그 전 단계에서는 돌가루처럼 딱딱하기 때문에 충격파로 깨뜨리거나 절개를 해서 제거하나 봅니다. 의사가 아닌 제가 정확하게 알 수는 없습니다.

석회가 생기면서 극심한 어깨통증이 생기게 되는데요, 특히 야간통이 심해서 밤에 잠을 자지 못할 정도로 아프다고 합니다. 이쯤 되면 환자는 팔을 들어 올리지 않게 됩니다. 그 이유는 팔을 들면 어깨가 아프기 때문인데요. 이렇게 되면 극상근은 더 이상 충돌이 발생하지 않기 때문에 극상근도 더 이상 외부 자극으로부터 자신을 보호할 필요가 없어질 것이고, 그때 석회는 녹아서 물렁물렁한 물처럼 되는 게 아닌가 싶습니다. 물론 제 개인적인 생각이지만, 그렇다 해도 현재까지는 석회가 생성되고 소멸되는 과정을 거치는 이유는 아무도 모르고 있죠. 그나마 저의 추론이 합리적이지 않나 싶습니다만, 이 글을 있는 독자들이 판단할 문제인 것 같습니다.

석회성건염(calcific tendinitis)이라는 진단을 받기까지 환자는 여러 가지 다양한 치료를 해 왔을 가능성이 있습니다. 평소에 목과 어깨가 뻐근하게 경직되는 현상이 반복되었을 것이며, 장시간 지속되었을 가능성이 있습니다. 그래서 여기저기서 다양한 치료와 시도를 했을 것입니다. 사우나를 하거나, 운동을 하거나 혹은 마사지를 받거나 침을 맞았을 수도 있고요, 약이나 주사치료를 받았을 수도 있으며, 어쩌면 도수치료도 받았을 가능성이 높습니다. 목과 어깨가 아픈데, 그 통증을 참고 지내는 사람은 없을 테니까요.

이렇게 이런 저런 치료를 받았음에도 불구하고 뻐근하던 목과 어깨근육이 풀리지 않으면서 어느 날부터 어깨관절을 움직일 때 통증이 생기기 시작했을 것입니다. 여기서부터 충돌증후군이 시작되는 것입니다. 그 전 단계는 목과 어깨 그리고 등근육들이 뻐근한 근막통증증후군(myofascial pain syndrome)입니다. 쉽게 말해서 근육통입니다. 담에 결렸다고 생각하셔도 됩니다.

석회성건염(calcific tendinitis)이라는 진단을 받기까지 다양한 치료와 시도, 즉, 사우나, 휴식, 운동, 마사지, 침, 약, 주사, 그리고 도수치료를 받았음에 불구하고, 왜 충돌증후군을 지나 밤에 어깨가 아파서 잠들지 못할 지경이 되는 석회성건염으로 진행하게된 것일까요?

안 풀렸기 때문입니다.

앞선 치료나 시도에 의해 뭉쳐서 뻐근한 근육이 풀렸다면 충돌증후군으로 진행하지 않았을 것이며, 이번 주제인 석회성건염으로 진행하지 않았을 것입니다. 약으로 근육을 풀 수 있느냐 하는 문제인데요, 초기에는 근육이완에 효과가 있지만 장시간 지속되는 만성통증은 큰 효과가 없는 것 같습니다.

침도 마찬가지입니다. 통증이 있는 아시혈에 침을 꽂아 나가지만, 목과 어깨를 연결하는 모든 근육에 침을 꽂을 수는 없을 것입니다. 만약 경혈을 자극해서 딱딱하게 굳어 있는 근육을 풀 수만 있다면 정말 획기적인 치료일 것입니다. 하지만 현재 한의원을 이용하는 대한민국 국민들이 그리 많지 않다는 것은 치료 효과가 미미하다는 방증일 것입니다.

이보다 더 강력한 것은 주사를 통해 뭉친 근육에 직접 찔러 넣는 것입니다. 이 또한 침과 마찬가지로 만성기에는 그리 큰 효과를 발휘하지 못하는 것 같습니다. 개원 의사들이 주로 시도하는 것이 근육이완제를 주사하는 기법인데요, 정말 침이나 주사를 놔서 뭉친 근육이 풀릴 수만 있다면, 그래서 환자가 나을 수만 있다면 '치료가 참 쉬울 것이다.'라는 것이 도수치료를 하는 필자의 견해입니다. 설령, 앞서 언급한 주사와 침 치료가 효과가 있다 해도 현재까지는 '도수치료를 넘을 수는 없습니다'.

도수치료를 하고 있는 제가 봤을 때 침이나 주사로 풀 수 있는 근육이라면 도수치료로도 가능합니다. 하지만, 약이나 주사나 그리고 침으로 풀 수 없는 근육도 도수치료로는 가능하다는 것이 저의 임상 경험입니다. 제 말을 100% 인정한다 해도, 그렇다면 많은 환자들이 도수치료를 받았을 텐데, 왜 근육이 풀리지 않고 낫지 않았을까요? 제 생각은 이렇습니다. 약이나 침 그리고 주사는 의사의 능력보다 제약회사에서 만들어 낸 약효가 더 중요하지, 의사의 시술 능력은 큰 영향을 미치지 못한다는 것이 저의 판단입니다. 하지만 도수치료는 사람의 손을 이용하는 치료인지라, 물리치료사의 의료 지식과 치료 기법 그리고 다양한 환자를 치료해 온 경험에 따라 그 결과가 천차만별이라는 것입니다.

도수치료를 했음에도 불구하고 근막통증증후군환자가 충돌증후군을 거쳐서 석회성건염까지 진행한 이유를 생각해 보면 다음과 같습니다.

첫째, 도수치료사의 치료 관점이 근육이 아니라, 엑스레이에 보이는 일자목이나 거북목과 같은 척추나 관절과 같은 구조물(structure)에 있었을 가능성이 있습니다. 필자가 계속 강조하듯이 엑스레이에 보이는 척추나 관절 혹은 인체의 골격구조물에 발생하는 변화는 근육이 만들어 낸 결과일 뿐이라는 것입니다. 따라서 근육으로 접근해야 할 도수치료를 구조물로 접근한 결과 낫지 않았을 가능성이 높습니다.

두 번째는 치료회수 혹은 기간이 짧았을 가능성이 높습니다. 치료 타깃을 근육으로 접근했다면 좀 빠르고 늦고의 차이일 뿐 언젠가는 근육이 풀린다는 것은 기정사실입니다. 그리고 환자 입장에서 보면 회복 속도가 늦거나 혹은 안 풀린다고 해서 도수치료를 멈췄을 가능성이 높습니다. 이러한 경우는 허다하게 만날 수 있는 경우입니다. 치료를 주기적으로 잘 받던 환자가 어느 날부터 내원하지 않고, 시간이 한참 지나서 다시 내원해서는 잘 안 낫는다 혹은 다시 아프다고 말을 하는 경우입니다. 저는 이런 환자분께 명확하게 말씀드립니다.

"환자분의 어깨는 코로나와 같이 외부에서 균이 침투해서 아픈 것이 아닙니다. 그리고 외상을 입은 것도 아닙니다. 그렇다면 이유는 단 한 가지입니다. 근육이 뭉쳐서 통증이 나타나는 것입니다. 근데, 이놈의 근육이라는 것이 손만 댄다고 해서 하루 만에 풀리는 것도 아니고, 더욱이 많이 굳어 있는 환자는 오늘 어느 정도 풀었다 해도 하루 이틀 지나면 다시 뭉치게 됩니다. 층(layer)으로 이루어져 있는 근육을 풀기 위해서는 어느 정도 시간이 필요합니다."

석회성 건염으로 인해 팔을 움직이지 않으면 석회는 물렁물렁한 물처럼 변하거나 자연소멸될 가능성이 있지만, 이것으로 어깨가 완전해질 가능성은 낮습니다. 어깨관절의 내부를 보면 극상근과 견봉이 직접 맞부딪히지 않도록 그 사이에 쿠션역할을 하는 조직인 점액낭이 하나 더 들어가 있는데요, 견봉 밑에 있다고 해서 견봉하 점액낭(subacromial bursa)이라고 합니다. 이와 더불어 어깨를 외전시키는 근육은 극상근과 삼각근이 작용하기 때문에 삼각근 밑에도 점액낭이 하나 있습니다. 이 점액낭을 삼각근하점액낭(subdeltoid bursa)이라고 합니다. 이 점액낭이 떡처럼 굳으면 어깨를 도저히 움직이지 못하는 지경이 되는데, 이 질환이 유착성관절낭염(adhesive capsulitis), 흔히 이야기하는 오십견입니다.

유착, 즉 'adhesive'란 조직이 떡처럼 달라붙어서 굳어 버린 상태를 말하며, 'capsule'은 점액낭을 말이며, 접미사 '-itis'는 염증성 질환이라는 의미입니다. 이 세 단어를 합쳐 보면 점액낭이 떡처럼 굳어서 염증이 생긴 상태를 말합니다. 바로 오십견입니다. 이 부분은 오십견 장에서 말씀드리겠습니다.

도수치료적인 관점에서 보면 '과연 손으로 석회를 제거할 수 있을까?'라는 것입니다.

만약 손을 이용한 도수치료로 석회를 제거할 수 있다고 말하는 사람이 있다면 그 사람은 사기꾼입니다. 그럼에도 불구하고 물리치료사이면서 도수치료를 하고 있는 필자는 대체 무슨 근거로 도수치료로 해결할 수 있다고 말하는 것일까요?

관점을 바꾸면 가능합니다.

석회를 직접 제거하는 것이 아니라, 석회가 생기게 된 원인을 제거하면 더 이상 극상근은 자신을 보호할 필요가 없기 때문에 석회가 소멸되는 것입니다. 또한 상완골두를 하방미끌림시키는 근육을 풀어서 정상화시키고, 견갑골을 움직이는 근육을 모두 풀어 준다면 더 이상 상완골두의 대결절이 견봉에 충돌하는 현상이 없어질 것이기 때문에 설령, 극상근에 석회가 남아 있다고 해도 팔을 들어 올릴 때 더 이상 통증이 생기지 않는 것입니다.

치료의 목적은 석회를 제거하는 것이 아니라, 석회가 있다고 해도 팔을 움직일 때 통증이 없어지는 것이잖아요. 반대로, 석회를 제거했다고 해도 충돌증후군이 남아 있어서 야간통이나 움직일 때 통증이 계속된다면 그 수술이나 처치가 성공한 것인가요, 아니면 실패한 것인가요? 환자의 통증이 남아 있다는 점에서 보면 실패한 수술이라고 할 수 있지 않을까요?

허리디스크도 마찬가지입니다. 의사는 수술을 해서 밀려 나온 디스크를 깔끔하게 제거했다고 해도, 환자의 요통이 사라지지 않는다면 그 수술은 실패한 것과 같은 원리입니다. 디스크를 밀어낸 힘이 아직 남아 있기 때문에 환자는 수술 이후에도 계속 요통이 남아 있게 되고, 시간의 빠르고 늦음의 차이일 뿐 다시 재발하는 악

순환을 반복하는 것입니다.

　저는 물리치료사들이 환자 치료에 실패했을 때, 그래서 수술로 이어지는 상황이 발생했을 때 법적인 문제는 다퉈 봐야 하겠지만, 도의적인 책임을 져야 한다고 말씀드렸는데요, 이 상황을 수술을 한 의사에게 대별해 보면 어떨까요? 만약 수술은 성공적이었는데도 수술 이후에 환자가 잔통이 있어서 계속 고통스러워한다면, 자신의 몸 관리를 잘못한 환자의 책임인가요? 아니면 하지 말았어야 했을 수술을 한 의사의 책임인가요? 수술 후 재발했을 때 다시 수술하는 상황이 연출된다면 오직 수술로만 해결하고자 했던 의사의 책임은 없는 것인가요? 수술 절차에 맞게 수술을 했다면 환자의 통증이 사라지지 않거나 다시 재발했더라도 의사의 책임은 없는 것인가요? 그런데도 왜 환자들은 의사에게 배상을 요청하지 않는지 궁금합니다.

　제가 환자에게 더러 하는 말이 있습니다. "의사에게 확답을 받으십시오. 수술하면 낫는다고 의사가 확신하는지, 낫지 않으면 책임진다고 말했는지?" 이런 저의 질문에 환자들은 대부분 실없는 웃음을 짓고 말더군요. 왜 그런지 모르겠습니다. 제가 봤을 때는 100% 의사가 책임을 져야 할 부분 같은데 말입니다. 저는 의료사고를 말하는 것이 아니라, 수술을 하지 말았어야 할 환자를 수술했기 때문에 재발했을 때 책임을 져야 한다고 말하는 것입니다.

추간판탈출증도 그렇고, 이번 책의 주제인 충돌증후군, 석회성건염, 회전근개파열, 그리고 오십견까지. 심지어 습관성탈구도 마찬가지입니다. 수술 이후 잔통이 남아 있거나 원래 상태로 복귀되지 않으면 의사가 책임져야 하는 게 아닌가요? 저라면 수술을 받지도 않겠지만, 만약 수술을 받아야 하는 상황이라면 의사에게 책임을 명확히 하겠습니다. 그 이후에 수술대에 오르겠습니다. 도수치료와 달리 수술은 실패했을 때 되돌릴 수 없는 상황이 연출되기 때문입니다. 이 글을 읽는 독자분들도 한번 곰곰이 생각해 보시기 바랍니다.

며칠 전, 서울에서 환자 한 분으로부터 전화가 왔습니다. 몇 년 전에 허리가 너무 아파서 진주까지 내려와서 치료를 받으셨고, 주위분들까지 일부러 치료를 받게 하려고 진주로 여행차 오셔서 치료를 받았던 분이었습니다. 이분의 친구분이 후종인대골화증이 있어서 수술을 했다고 하는데, 요즘 너무 힘들어서 치료가 가능하면 진주에 오겠다는 전화였습니다.

이야기를 듣다 보니 유합술을 한 게 아닌가 싶더군요. 핀을 박았다고 하더군요. 사실 경추디스크 수술도 인공디스크가 들어가기 때문에 재발했을 때 손을 대기가 참 난감합니다. 근육을 푸는 것은 괜찮지만, 경추를 교정할 때 인공디스크가 빠져 버리지 않을까 걱정되는 것이죠. 근데 이분은 나사를 박았다고 하는데, 아마 척추관 협착증 환자처럼 유합술을 시도한 게 아닌가 싶더군요. 그래서 제가 전화로 담당 의사한테 가시라고 말씀드렸습니다. 수술한 의사가 책임져야 할 부분입니다. 제가 치료를 하다가 나사가 빠져 버리는 사고가 발생하면 되돌릴 수 없는 엄청난 의료사고가 생길 것이기 때문입니다.

탄발성 견갑골
Snapping scapular

04

이번 주제는 탄발성 견갑골입니다.

이 질환은 의사나 물리치료사들 사이에서도 잘 다루어지지 않는 질환 중에 하나인 것 같습니다. 그 이유는 근육이 뭉친 것이라 가볍게 생각하는 경향이 있는 것 같습니다. 하지만, 저의 책이나 글을 읽어 오신 분이라면 외상이나 균이 침투해서 생긴 질환이 아닌, 신경근골격계 질환의 원인은 굳어 버린 근육에 있으며 이 때문에 모든 병이 생긴다고 이야기하고 있는 저를 기억하실 것입니다.

그런데 근육이 굳어서 어깨를 움직일 때마다 날개뼈 쪽에서 퉁퉁거리는 소리가 들리는 것을 방치한다면 어떻게 될까요? 바로 어깨 질환으로 연결되는 것입니다. 등판이 자주 결리고, 결린 통증이 사라지지 않는다고 '담이 붙었다'고 쉽게 생각하시는 경향이 있는데요, 만약 등판에 있는 근육이 풀리지 않는다면 어깨 움직임에 방해를 주게 되고, 결국 충돌증후군에서 시작되어 오십견으로 종결되는 어깨질환의 순환열차에 올라타게 되는 것입니다. 지금 당장은 어깨가 잘 돌아간다지만, 시간의 빠르고 늦음의 차이일 뿐 언젠가는 팔을 들기가 힘들어지고, 야간통증이 심해서 잠을 깨기도 하고, 심하면 팔뚝으로 통증이 내려오고, 손에 쥐는 힘이 떨어지는 오십견으로 진행될 것입니다.

탄발음, 영어로는 Snapping sound라고 합니다. 관절을 움직일 때 사람의 몸에서 더러 없던 소리가 들리는 경우가 있는데요, 무릎관절과 같이 큰 관절에서 기포가 터지면서 생기는 popping sound가 있고요, 넓은 관절면 특히 무릎에 있는 슬개골에서 들리는 마찰음은 grinding sound라고 합니다. 그라인더로 가는 듯한 소리입니다. 그다음으로 힘줄이 뼈 위를 지나면서 퉁퉁 튕기는 듯한 소리가 나는데요, 이 소리를 Snapping sound라고 합니다.

대표적으로 이번 주제인 어깨의 견갑골을 움직이는 견갑거근(levator scapular), 능형근(rhomboid), 전거근(serratus anterior), 견갑하근(subscapularis)의 경직에 의해 늑골, 즉 갈비뼈 위를 지나면서 퉁퉁거리는 소리가 들리는 탄발성견갑골(snapping scapular)이 있으며, 고관절에서도 이 소리가 들리는데요, 고관절 안쪽으로 주행하는 장요근이 소전자(lesser trochanter) 위를 지나면서 퉁퉁거리는 소리가 들리고, 고관절 외측에서는 대퇴근막장근(tensor fascia latae)이 고관절의 대전자(greater trochanter) 위를 지나면서 퉁퉁거리는 소리가 들리는 것입니다. 그리고 손가락과 발가락 그리고 특히 척추를 교정할 때 나는 clicking sound가 있습니다. '정복음'으로 번역합니다. 탈구음이 아니라, 정복음입니다.

손가락이나 발가락을 꺾어서 뚝 소리가 나면 시원한 느낌이 듭니다. 척추도 마찬가지입니다. 손가락과 발가락 그리고 목이나 등 그리고 허리에서 인위적으로 소리를 내는 것은 안 좋다는 말을 많이 들었을 것입니다. 특히 손가락은 마디가 부어서 기형이 된다는 소리도 들었을 것입니다. 저는 한 40년 정도는 손가락과 발가락을 꺾어 온 것 같은데요, 제 손가락의 마디마디는 멀쩡합니다. 지금도 목과 어깨가 결리면 자체적으로 목을 돌리고 등을 젖혀서 뚝 소리가 나게 정복을 합니다.

결론부터 말씀드리면 아무런 문제가 생기지 않습니다. 손가락과 발가락 그리고 척추에서 나는 소리는 관절이 제자리를 찾아가면서 나는 정복음입니다. 만약 관절이 빠지는 탈구음이라면 관절이 빠졌는데도 통증을 참아 낼 수 있는 사람은 없을 것입니다. 관절이 자기 자리를 약간 벗어나는 아탈구(subluxation) 상태가 되는데요, 이렇게 되면 뭔가 관절이 불편한 것을 느끼게 됩니다. 이때 본능적으로 손발가락과 척추를 꺾어서 제 위치로 되돌리는 것입니다.

우리가 알고 있듯이 관절은 한쪽이 볼록하고, 반대쪽은 오목한 형태이며, 레고 장난감처럼 힘을 줘서 밀어 넣으면 딱 하는 소리와 함께 고정이 되는 구조가 아닙니다. 어깨관절과 고관절만이 한쪽 면이 볼록하고, 반대쪽은 오목한 구상관절의 형태를 하고 있습니다만, 이 두 관절 역시 관절면이 레고 장난감처럼 두 장남감이 맞춰지면 움직이지 않는 것이 아니라, 그냥 두 면이 마주 보고 있는 형태입니다.

흔히들, 어깨관절을 비유할 때 골프티 위에 공이 올려져 있는 정도로 두 관절면이 마주하고 있다고 설명합니다. 그만큼 관절면의 고정이 불안한 구조라는 것입니다. 이렇게 불안한 관절을 1차적으로 인대가 잡아 주는 역할을 합니다. 하지만 인대가 관절의 안정성에 관여하는 힘은 약 30% 정도입니다. 나머지 70%는 근육이 힘을 발휘할 때 관절이 탈구되지 않도록 안정시키는 것입니다.

관절의 열린 위치와 닫힌 위치를 아는 분이 계신가요?
관절이 열린 위치는 인대와 관절이 느슨한 상태이기 때문에 가동성이 많아지는 만큼 탈구가 쉽게 되는 위치이며, 반대로 닫힌 위치

는 인대와 관절이 최대로 긴장한 상태이기 때문에 가동성이 최소화
되고, 움직임이 매우 제한되는 안정적인 위치가 되는 각도입니다.
만약 닫힌 상태라 해도 근육이 힘을 발휘하지 못한다면 관절은 느
슨한 상태가 될 것이며, 이 상태에서 체중이나 외력이 가해진다면
인대가 찢어지는 손상을 당하게 되는 것입니다.

 어쨌거나, 관절이 탈구되지 않도록 잡아 주고 있는 인대와 근육
이 있음에도 불구하고, 관절이 약간 아탈구되는 이유는 바로 근육
때문입니다. 위뼈와 아래뼈를 연결하고 있는 근육은 관절면을 중
간에 두고 서로 다른 방향으로 가로지른 다음 반대 측 뼈에 연결되
어 있는 구조입니다. 근육의 연결 상태를 이해하는 데 도움이 될
것입니다. 이런 근육이 만약 비대칭적으로 수축한다면 그 관절은
관절면에서 약간 벗어나게 될 것입니다. 관절면이 일치하지 않으
면 관절 내부에 압력이 증가하면서 약간 불편함을 느끼게 됩니다.
이때 의도적으로 손발가락 관절을 꺾어서 똑 소리가 나게 정복을
해 주는 것입니다. 이 정도로 마무리하고, 본론으로 다시 되돌아가
겠습니다.

 평소에는 없던 소리가 몸에서 생겼다는 것은 해당 부위에 마찰이
시작되고 있다는 증거입니다. 지금 당장은 통증이 없다 해도 마찰
이 생기고 있기 때문에 언젠가는 손상될 것이며, 손상의 1차 반응

인 염증과 통증이 생기게 될 것입니다. 따라서 몸에서 없던 소리가 들리면 최대한 빨리 그 소리를 없애는 치료를 해야 합니다. 처음에는 근육의 문제로 인해 힘줄과 관절면에서 소리를 만들지만, 시간이 지날수록 해당 힘줄과 관절면이 손상되는 과정을 겪게 됩니다. 관절이라면 퇴행성 과정을 거치는 것입니다.

모든 질환은 어느 날 갑자기 생긴 것이 아닙니다. 신경근골격계 질환은 외상이나 균이 침투해서 어느 날 갑자기 생긴 질환이 아니라, 세월에 따라 조금씩 누적된 결과로 나타나는 진행성질환(progressive disease)이기 때문입니다.

어깨를 움직일 때 견갑골에서 튕기는 소리가 생기는 이유 역시 명확하게 알려져 있지는 않은데요, 견흉관절(scapulothoracic joint)에서 생기는 소리라는 것은 공통된 의견이지만, 원인으로는 갈비뼈 골절, 외상, 점액낭의 염증 등이 거론되고 있습니다. 하지만, 외상이나 골절을 당하지 않은 상태에서 생기는 탄발음을 예상할 수 있는 것은 팔을 들어 올릴 때 견갑골을 움직이는 근육의 문제로 한정해 볼 수 있을 것 같습니다. 탄발음은 견갑골 아래쪽이 아니라, 내측, 즉 medial border에서 생기는 경향이 있습니다(그림 4-1).

견갑골의 안쪽면에서 기시하는 근육들이 문제가 된다는 것을 예

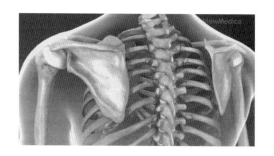

[그림 4-1] 탄발음이 생기는 부위

측해 볼 때 1)능형근, 2)전거근, 3)견갑하근, 4)견갑거근이 문제가
될 소지가 많습니다.

첫째, 능형근(rhomboid)입니다(그림 4-2).

능형근은 견갑골을 후인(retraction)시키는 작용을 하지만, 어깨를
위로 들어 올릴 때 견갑골이 부드럽게 위쪽으로 따라 올라갈 수 있
도록 팔이 움직이는 속도와 힘에 맞춰서 근육의 길이가 늘어나는
원심성수축을 하게 됩니다. 만약 능형근이 굳어서 짧아져 있다면,
팔을 들어 올릴 때 적절히 반응하지 못하면서 증상이 나타날 가능
성이 있습니다.

두 번째는 전거근(serratus anterior)입니다(그림 4-3).

전거근은 팔을 들어 올릴 때 팔이 올라가는 방향으로 견갑골을
끌고 나가는 근육입니다.

견갑하근(subscapularis)도 마찬가지네요(그림 4-4).

이 두 근육이 굳어 있다면 팔을 들어 올리는 속도에 맞춰서 견갑골을 끌고 나가지 못하거나 혹은 두 근육의 경직에 의해 갈비뼈 위를 지내면서 퉁퉁거리는 소리가 난다고 예상해 볼 수 있을 것입니다.

마지막으로 견갑거근(levator scapular)입니다(그림 4-2).

견갑거근은 어깨를 으쓱거리는 작용을 하는 근육이지만, 팔을 들어 올릴 때 견갑골이 상방회전을 하게 되는데, 이때 견갑거근은 늘어나는 원심성 수축을 하게 됩니다. 만약 이 근육이 뭉쳐 있다면 팔을 위로 들어 올리는 속도에 맞춰서 견갑골이 움직이는 속도와 힘에 맞게 늘어나는 원심성수축을 하지 못하면서 탄발음이 나타날 가능성이 있습니다.

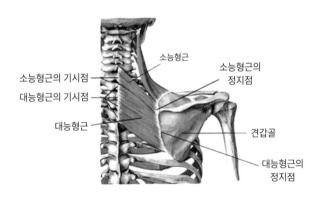

[그림 4-2] 능형근(rhomboid)과 견갑거근(levator scapular)

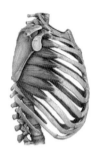

전거근

• 기시 - 8, 9번 늑골

• 정지 - 견갑골

• 기능 - 견갑골의 상방회전, 외전, 전인

[그림 4-3] 전거근(serratus anterior)

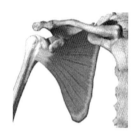

견갑하근

• 기시 - 견갑하와

• 정지 - 상완골의 소결절

• 신경지배 - 상·하 견갑하신경(C5, 6, 7)

• 작용 - 상완골 내회전, 견관절 안정화

[그림 4-4] 견갑하근(subscapularis)

원인근이 무엇이든 간에 치료 타깃은 이들 근육이 되는 것입니다. 많은 연구자들은 견갑골을 외측상방으로 끌고 나가는 전거근의 문제를 많이 지적하고 있지만, 전거근 외에도 앞서 언급한 대부분의 근육들을 풀어 준다면 쉽게 해결될 것입니다.

오십견 = 유착성관절낭염

Frozen shoulder = Adhesive capsulitis

05

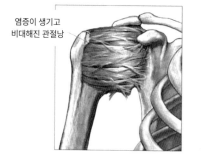
염증이 생기고
비대해진 관절낭

이번 주제는 오십견입니다.
충돌증후군에서 시작한 글이 회전근개파열과 석회성건염을 지나 오십견으로 넘어오기 전에 한숨 쉬어가는 과정으로 탄발성견갑골에 대해 잠깐 언급

했습니다. 그리고 한 달간 집필을 잠시 접었습니다. 필자 스스로 생각을 정리할 시간이 필요해서였습니다. 오십견에 대해서는 수많은 사람들이 수많은 말들을 한 상태이며, 어깨가 아픈 환자들 대부분 가장 흔히 알고 있는 질환이 오십견이라는 것이 그 이유입니다. 그리고 유튜브에도 저와 생각이 다른, 아니 정확하지 않은 정보들이 너무 많습니다. 혹여 제가 들려주는 이야기로 인해 혼돈을 일으

키지 않을지, 그래서 어떻게 글을 적는 것이 독자들에게 가장 쉽게 전달될지 고민하는 시간이 필요했던 것입니다.

필자가 어깨질환을 시작하면서 제일 먼저 언급한 질환은 충돌증후군입니다. 어깨 관련 서적을 보면 전문가들조차도 어깨질환이 발생하는 순서를 모르고 있는 것 같습니다. 그 이유는 오십견, 충돌증후군, 회전근개파열 등 어깨질환의 순서가 뒤죽박죽이기 때문입니다. 이는 전문가라고 하는 대부분의 사람들조차 어깨에 생기는 질환이 충돌증후군으로 시작해서 → 회전근개파열 → 석회성건염 → 탄발성견갑골 → 관절염 등의 중간 과정을 거쳐서 최종적으로 → 오십견으로 진행되는 진행성질환(progressive disease)이라는 것을 모르고 있다는 반증입니다.

어깨환자가 내원하면 이런저런 증상을 물어보고, 테스트도 해보고, 엑스레이를 찍어 보니 힘줄에 석회가 보이지도 않고, 초음파상에도 석회나 회전근개가 찢어진 것이 보이지 않은데도 환자가 계속 아프다고 호소하면 결국 MRI를 찍어 보게 됩니다. 하지만, MRI상에도 근육이 찢어지거나 석회가 보이지 않으면 1)힘줄에 염증이 생긴 것이라거나 2)근육통이니 약 먹고 물리치료를 받으면 좋아질 것이라는 말을 듣게 되거나 3)각종 주사치료와 도수치료를 권유받게 됩니다. 이처럼, 많은 환자들이 오십견이라는 진단을 받지 못하고 있다는 사실입니다.

왜 그런지는 저도 잘 모르겠습니다.

왜 의사들은 환자에게 오십견이라는 진단을 내리지 않는지, 환자에게 오십견이라고 말해서 안 되는 무슨 이유가 있는지, 아니면 설령 그럴 리가 없겠지만, 의사가 어떤 상태가 오십견인지 모르고 있는 것은 아닐까라는 의문이 들기도 합니다.

어깨가 굳어서 팔이 올라가지 않는 환자에게 오십견이라고 말씀 드리면 대개는 놀랍니다. 왜 그런 반응을 보이는지 잘 모르겠지만, 오십견은 어깨에 생기는 나름 무서운 병이라고 인식하는 모양입니다. 오십견이나 모든 질환들이 그렇듯이 모르는 만큼 어려운 것이고, 아는 만큼 쉬운 것이 오십견입니다.

사실, 오십견 진단은 너무 쉽거든요.

충돌증후군과 달리 의사가 환자의 팔을 들어 올려 보면 완전히 올라가지 않는 것으로 확진을 내릴 수 있습니다. 이와는 달리 충돌증후군을 비롯한 회전근개파열과 석회성건염 그리고 관절염은 환자 스스로 팔을 올릴 때 통증 때문에 팔을 들지 못하지만, 환자에게 힘을 빼게 하거나 혹은 침대에 눕혀서 의사가 환자의 팔을 들어 올리면 팔이 180도 완전 굴곡이 됩니다. 하지만 오십견은 의사가 환자의 팔을 잡고 올려 보면 팔이 올라가는 중간에 통증과 함께 딱 멈춥니다. 보통은 120도 정도 올라가지만, 심한 환자는 90도 이상 올라가지 않습니다.

그 반대의 경우도 있는 것 같습니다.

오십견이 아닌데도 오십견으로 오진을 받고 치료 중인 환자도 더러 있습니다.

"다른 병원에서는 뭐라고 하시던가요?"

"오십견이라고 했습니다."

"그래서 어떤 치료를 받아 왔습니까?"

"주사도 맞고, 충격파치료도 받고, 물리치료도 받았습니다."

"어머니, 이건 오십견이 아닙니다. 석회는 없다고 하던가요?"

"네, 아직 석회는 안 보인다고 했습니다."

나이가 중년 이상일 경우 회전근개가 찢어졌을 가능성은 낮고, 엑스레이나 MRI상에 석회도 안 보이고, 환자에게 힘을 빼라고 한 상태에서 제가 팔을 움직여 보면 어깨가 180도로 완전히 올라가기 때문에 오십견이 아니라고 확진을 내릴 수 있습니다.

"지금 상태는 오십견이 아니라, 어깨 힘줄에 염증이 생긴 충돌증후군입니다. 오십견은 최소 3개월 이상 치료가 필요하지만, 이건 최대 2주 이내에 마무리됩니다. 지금은 어깨질환의 시작단계인데, 정확한 병명은 '충돌증후군'입니다. 그냥 어깨를 움직이는 근육의 힘줄에 염증이 생긴 것이라고 생각하시면 됩니다. 오늘 한번 치료 받고 나면 많이 좋아질 겁니다."

이렇게 말씀드리면, 저를 신뢰하는 것이 아니라, 오히려 의심을 갖습니다. 물리치료사보다는 많이 배운 의사의 말을 더 신뢰하는 것이죠. 그렇게 신뢰하는 의사의 말을 듣고 오랜 기간 치료를 해도 낫지 않았음에도 불구하고, 저의 말을 신뢰하지 않는 것이죠. 물론, 이런 불신은 치료를 시작하면 금방 역전이 되기는 합니다.

"아직은 오십견이 아니지만, 치료를 받지 않으면 결국에는 오십견으로 진행됩니다."
"치료는 며칠에 한 번씩 받아야 하나요?"
"일주일에 최소 3회 정도 받는게 좋은데, 바쁘시면 최소 2회는 받으셔야 합니다."
"시간이 안 되는데 어떻게 하나요?"
"그럼 안 낫습니다. 결국 오십견으로 진행됩니다. 밤에 아파서 잠을 들기가 어렵고, 팔뚝이 끊어질 정도로 아파질 겁니다. 그 지경이 되면 회복시키는 데 굉장히 힘이 들고, 시간과 돈이 많이 들게 됩니다."

"어깨가 언제부터 아프신 건가요?"

이 질문에 최소 3개월 이상, 심한 경우는 1년 이상 경과한 경우도 있습니다. 이쯤 되면 바로 오십견을 예상할 수 있습니다. 환자의 어깨를 올려 봅니다. 오십견이 양호한 경우에는 100~120도 정도 올라가지만, 증상이 심한 사람은 90도 정도에서 멈춥니다.

"밤에 많이 아프지 않으세요?"

"밤에 아파서 잠을 잘 수가 없습니다."

오케이. 일단 하나는 확실해졌습니다.

다른 증상은 제쳐 두고 오십견 환자에게는 전형적인 두 가지 증상이 있습니다. 첫째는 야간통(nighting pain)입니다. 밤에 아파서 잠들기가 어렵고, 자는 중에 아파서 잠을 깨기도 합니다. 두 번째는 팔뚝이 아픕니다. 삼각근이 부착하는 삼각근결절(deltoid tuberosity)에 통증이 나타나는데, 연관통(referred pain)이라고 합니다. 이 두 가지 증상이 있다면 더 물어볼 것도 없습니다. 석회성건염 환자도 야간통이 심하다고 알려져 있지만, 연관통은 심하지 않은 특징이 있습니다. 그리고 어깨는 잘 움직인다는 특징이 있습니다.

추가 확진을 위해 환자의 팔을 제가 들어 올려 보는 것으로 확진을 내릴 수가 있습니다. '옷 갈아입을 때 아프냐? 열중쉬어 자세가 잘 안 되냐? 화장실에서 뒤처리할 때 힘드냐? 머리 감을 때 힘드냐?' 이런 질문은 하지도 않습니다. 당연한 동작들이잖아요? 오십견 환자는 팔을 머리 위로 들어 올리는 동작(외전, abduction)과 열중쉬어 하는 동작(내회전, internal rotation)이 제일 힘듭니다. 위에서 언급한 동작들이 모두 견관절 외전과 내회전동작입니다. 오십견 환자들이 가장 힘들어하는 동작이죠.

치료는 견관절 외전과 내회전동작을 하는 근육들과 길항근으로 작용하는 근육을 풀어 주면 되는 것입니다. 자세한 내용은 추후에 자세히 말씀드리겠습니다.

가동 범위는 근육이 풀리는 만큼 증가합니다.

근육을 풀지 않고, 억지로 어깨를 젖히는 치료를 하면 관절면이 떡처럼 달라붙어 있는 상태이기 때문에 과도한 외력에 의해 관절면이 찢어지게 되고, 피가 나고, 통증이 생겨서 팔을 더 움직일 수 없게 됩니다. 오십견이 왜 생기는지 모르던 시절에는 소위 '꺾기'라고 해서 환자에게 극심한 통증을 유발하면서 치료사가 억지로 굳어 있는 어깨를 꺾었던 시절이 있었죠. 다 옛날이야기입니다. 그런데도 아직도 이런 식으로 '꺾기'를 하는 의사나 치료사가 있다면 세월을 몰라도 한참 모르는 것입니다. 지금은 21세기 미래에 와 있는데, 한참 과거의 의료 지식을 갖고 있는 것입니다.

오십견 운동치료를 검색하면 가장 먼저 검색되는 운동법이 Pendulum exercise입니다(그림 5-1).

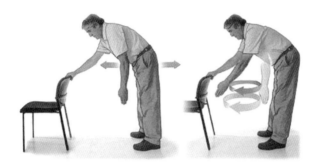

[그림 5-1] Pendulum exercise

[그림 5-1]에서 볼 수 있듯이 아픈 어깨를 아래쪽으로 축 늘어뜨린 상태에서 어깨를 앞뒤 그리고 회전을 하면서 운동하는 것입니다. 견관절에 좀 더 강한 견인력을 주고자 한다면 1킬로그램 정도의 아령을 손에 쥐거나 벨트로 묶은 후 팔을 늘어뜨린 상태에서 어깨를 움직이는 것입니다.

이 운동이 오십견 환자에게 얼마나 효과적일지 저로서는 도저히 이해할 수 없습니다. 사실, 이런 운동을 통해 오십견 환자의 어깨가 풀리고 가동 범위가 증가된다면 이것만큼 쉬운 치료가 없을 것입니다. 이런 것들이 저를 답답하게 하며, 심지어는 화가 나기도 합니다. 오십견은 앞서 언급했듯이 그 어떤 질환보다 회복시키는데 많은 힘이 들고, 가장 많은 시간이 필요한 질환입니다. 단 3일만에 오십견을 치료한다는 유튜브 영상이나 책을 보면 대체 이분들은 무슨 용빼는 재주를 갖고 있길래 3일 만에 오십견을 치료할수 있다고 자신 있게 말하는 건지 한번 만나 보고 싶은 마음이 듭니다.

더러, 수술실에서 마취를 시킨 상태에서 팔을 인위적으로 젖히는 치료를 한다고도 하는데, 관절면의 문제라면 수술실을 나왔을때 어깨는 정상이 되어야 합니다. 하지만, 실제로는 그렇지 않거든요. 결국 마취를 할 때 사용한 근육이완제에 의해 근육이 풀린 만큼 어깨가 올라가는 것이니 수술실에서 마취하에 어깨를 완전히 꺾었다 해도, 마취에서 깨어나서 스스로 팔을 올려보면 잘 안 되는것입니다. 그 이유는 어깨가 움직이는 것은 뼈가 맞지만, 그 뼈를움직이는 것은 근육이기 때문입니다. 즉, 어깨가 움직이지 않는 것은 관절면이라는 뼈가 굳어 있는 것은 맞지만, 그 뼈를 움직이지못하게 한 것은 근육이기 때문입니다. 따라서 굳어 있는 근육이 풀리지 않는 한 굳어 있는 어깨는 움직이지 않으며, 반대로 굳어 있는 근육이 풀리는 만큼 어깨는 움직이는 것입니다.

그리고 추가적으로 묻습니다.

"아픈 지는 얼마나 되셨나요?"

이 질문에는 공통적으로 최소 3개월 이상이라고 말합니다. 더 심한 분은 6개월 전부터 아팠다고 하는 분도 있고, 1년이 넘었다고 하는 분도 있습니다.

어깨가 90도를 넘어서 120도 정도 되면 2~3개월 치료가 필요하며, 90도 미만일 경우 최소 4개월 이상 심하면 6개월 동안 치료를 해야 합니다. 한 명의 환자와 일주일에 3일, 3개월 동안 만난다고 생각해 보십시오. 만만치 않습니다. 환자도 마찬가지입니다. 오십견이라고 하는 하나의 질환을 치료하기 위해 일주일에 3번씩 시간을 내서 병원에 간다는 건 고역입니다. 치료사와 환자가 모두 지쳐서 중간에 치료를 포기할 확률도 아주 높습니다.

환자가 선택할 수 있는 것은 두 가지입니다. 3개월 동안 열심히 치료를 받거나 혹은 2~3년간 스스로 풀릴 때까지 통증을 참고 살거나. 3년이 지나도 어깨가 완전히 정상화된다는 보장은 없습니다. 더러 어깨가 완전히 올라가지 않는 상태로 굳는 것 같습니다. 통증이 없으니 그냥 사시는 것 같습니다.

그래서 저는 최대한 빠른 시간에 치료를 마무리 짓고자 최선을 다합니다. 여담이기는 하지만, 물리치료사인 필자가 도수치료로 완치까지 이르는 데 가장 어려운 질환이 오십견입니다. 협착증과 추간판탈출증은 오히려 더 쉽습니다. 제가 더러 환자분들에게 하는 소리입니다.

"어머니, 척추를 100으로 봤을 때 어깨는 150입니다. 그만큼 난이도가 높은 것이 오십견입니다. 그리고 팔꿈치와 손목과 손가락, 그리고 발목과 발바닥 그리고 발가락통증은 난이도가 20% 미만입니다."

"어머니, 최소한 3개월 이상 걸립니다."
제가 이렇게 말하면 으레 놀랍니다.
"그렇게나 많이요?"
이 답변에 필자의 대답은 또 단호합니다.
"하이구, 어머니, 6개월 동안 아파 왔는데, 제가 하루 만에 치료를 해내면 신이게요? 그나마 3개월 정도면 반대쪽 팔과 똑같아지니 얼마나 다행인가요?"
"……."
"치료를 받을수록 야간통부터 없어집니다. 밤에 잠들기가 수월해지실 겁니다. 그다음 팔뚝통증도 사라집니다. 팔이 완전히 올라가는 데는 시간이 좀 더 걸립니다."

"다른 병원에는 안 가 보셨어요?"

필자는 꼭 묻습니다. 다른 병원에서 실패한 환자를 치료했을 때 성취감이 크기 때문입니다. 특히 잘못된 치료를 받아서 회복이 안 된 환자, 수술해서 재발한 환자, 이런저런 오만 가지 치료를 다 받아서 우울증이 온 환자…. 이런 환자를 만나면 승부욕이 끓어오릅니다.

'대한민국에서 이문환 아니면, 이분을 치료해 낼 사람은 없다.'

뭐, 이런 짜릿함이 몰려옵니다. 그리고 이런 분들이 필자의 치료를 아주 만족해합니다. 그런데 다른 데서 치료를 받아 보지 않은 사람은 필자의 치료와 비교할 수 있는 치료가 없기 때문에, 여러 병원 중에서 필자에게 와 주었다는 식의 '갑질'을 하려고 들기도 합니다. 몇 마디 말이나 행동을 보면 거들먹거리는 것이 바로 보이지요. 정말 힘 빠지는 환자들이 아닐 수 없습니다. 하지만, 산전수전 공중전 다 겪고, 심지어 굿을 하려고 준비 중인 환자를 만나면 승부사 기질이 발동합니다.

'반드시 치료해 낸다.'

이런 분들은 항상 치료를 끝내고 나면 허리를 90도 숙여서 '고생하셨다', '감사하다'고 인사를 전합니다. 치료비가 공짜가 아닌데도 말입니다. 고생했고, 감사하다고 말해야 할 사람은 정작 물리치료사인 필자 본인인데도 말입니다. 환자 덕에 제가 먹고사니 환자분들께 감사한 마음을 갖는 건 너무도 당연한 일입니다.

이와는 달리, 요즘엔 확연히 많이 줄어들었지만 아직도 도수치료를 주물러 주는 사람 정도로 인식하고 있는 환자들도 더러 있습니다. 정말 힘 빠집니다. '다른 병원도 많은데, 이 병원에 왔으니 잘 주물러 봐라'고 생각됩니다. 의사가 아닌 물리치료사로서 겪는 자격지심인지는 모르지만, 암튼 저는 그렇게 느껴집니다. 아직 정신 수양이 덜 된 사람이라고 욕해도 좋습니다.

대학 때도 봉사동아리에 있었고, 아직도 무료봉사를 더러 하지만, 돈을 받고 치료를 하는 경우에는 절대 무료로 해 주지도 않고, 아는 사람이라고 깎아 주는 법도 없습니다. 그리고 내 치료를 가벼이 여기는 사람은 절대 치료하지 않습니다. 암튼 저는 그렇게 치료하고 있습니다. 그만큼 내 치료에 대한 자신감이 있다는 증거입니다. 내 치료가 맘에 안 들면 다른 물리치료사에게 가라는 배짱입니다. 그래 본들 돌고 돌아 결국은 저에게로 올 것이라는 확신입니다.

이 글을 읽는 독자분들도 꼭 기억해 주십시오.
물리치료사를 믿어 주셔야 합니다. '전적으로 믿으셔야 합니다.'
그리고 치료가 마음에 들지 않는다면, 담당 물리치료사를 고치려고 하거나 가르치려고 하거나 다른 병원의 물리치료사와 비교하는 말은 절대 해서는 안 됩니다. 물리치료사는 자신의 의료 지식과 임상 경험 그리고 터득한 치료 기술만큼 치료를 해냅니다. 따라서 환자분이 아무리 수정을 요구하거나, 가르치거나 혹은 다른 치료사와 비교하면서 이렇게 저렇게 해 달라고 말해 본들 안 됩니다. 치료를 받아 보고 성에 차지 않으면 치료사를 바꿔야 합니다. 치료사를 바꿔도 안 되면 병원을 바꿔야 합니다. 다른 병원에 있는 물리치료사를 찾아가는 게 좋습니다.

환자와의 궁합이 중요하다는 말이 있습니다.

저도 처음에는 이 말에 동의하지 않았습니다. 환자의 몸은 똑같은데, 무슨 궁합 같은 소리를 하는 걸까요? 치료가 안 되니깐 둘러댈 변명거리가 '궁합이 안 맞다'고 하는 것이라고 생각했죠. 하지만 지나고 보니, 이 말이 사실일 가능성도 있는 것 같습니다. 저랑 성격이 안 맞는 사람도 치료하기가 싫고, 치료가 잘 안 되거든요. 하물며, 저의 치료를 마음에 들어 하지 않는 환자분은 절대 치료가 안 됩니다. 그리고 보면 환자와의 궁합이 중요한 것 같기도 합니다.

필자가 환자에게 묻는 또 다른 질문이 있습니다.

"다른 병원에서는 뭐라고 하던가요?"

"목이 안 좋아서 어깨가 아프다고 했습니다."

이런 분들도 더러 있습니다.

이건 의사와 한의사의 의료 한계라고 단정할 수밖에 없습니다. 환자가 말하는 증상이 신경학적 증상을 말하고 있는 건지, 연관통에 관해 이야기하고 있는 건지 기본적으로 이 두 가지 증상을 구분하지 못하고 있다는 반증입니다.

어깨가 아프고, 팔뚝이 아프다고 하니 너무도 쉽게 목디스크라고 진단을 내리는 것 같습니다.

환자가 아파하는 어깨 위쪽과 팔뚝은 경추 5번이 지배하는 곳이라, 아마 5번 경추디스크로 오진을 내리는 것 같습니다. 오십견으로 인해 나타나는 연관통과 목디스크가 탈출해서 팔신경을 눌러서 나타나는 방사통과는 환자가 표현하는 언어가 다릅니다. 연관통은 '아프다'고 표현하고, 방사통은 '저리다'고 표현합니다. 조금씩 표현하는 언어가 다르기는 하지만, 둘은 명확하게 구분됩니다.

예전에 읽었던 책 중에 정형외과 전문의였고, 부산에서 개원을 한 원장님이 쓰신 책을 보았는데, 이분은 모든 병을 근육으로만 보고 있더군요. 분명 허리에서 디스크가 나왔거나 혹은 척추관협착에 의해 다리신경이 눌려서 다리가 저리는 신경학적인 증상(neurologic sign)인 방사통(radiating pain)을 보이는 환자와 근육통에 의해 나타나는 근막통증증후군(myofasical pain syndrome)으로 인한 연관통(referred pain)은 명확히 다름에도 불구하고, 이 둘을 구분하지 않고, ―아니, 구분하지 못하고― 무조건 아픈 다리를 돌이나 맷돌, 망치, 나무 등으로 두드리라고 하시던데, 이분의 책을 읽으면서 참 무모하신 분이라는 생각을 한 적이 있습니다.

엄연히 MRI상에 디스크가 튀어나온 게 보이고, 심하면 흘러내린 게 보이고, 척추관이 좁아진 것이 보이는데, 그래서 환자는 다리가 저리고 힘이 빠지고, 디스크 환자라면 허리를 조금만 숙여도 골반과 다리가 저리고, 협착증환자라면 허리를 펼 수가 없어서 꼬부랑허리가 되어 가는 게 보이는데도 '디스크는 없는 병'이며, 아픈 다리를 두드리면 된다고 책에 집필을 하셨더군요. 실제로 이분의 병원에 가면 환자에게 이렇게 치료한다고 하더군요. 그 참. 이분의 치료는 30% 정도만 치료되고, 나머지 70%는 치료가 안 됩니다.

안 될 가능성이 있다 혹은 안 될 가능성이 높다가 아니라, "안 됩니다"라고 단정적으로 말씀드리는 이유는 다리근육이 굳어서 생기는 근막통증증후군으로 인해 다리가 저리는 환자는 사실 20~30%도 안 되기 때문입니다. 태반은 허리에서 신경이 눌려진 신경학적인 증상을 호소합니다. 그래서 이분들의 치료 타깃은 아프거나 저린 다리가 아니라, 바로 허리가 되는 것입니다. 허리근육이 풀리는 만큼 다리 쪽으로 내려오는 방사통이 사라지면서 허리를 향해 올라가는 것입니다. 이 현상을 중심화현상(centralization)이라고 하며, 증상이 개선되고 있다는 사인입니다. 반대로 다리를 향해서 말초 혹은 원위부로 증상이 내려가면 상태가 악화되고 있다는 사인이며, 이 증상을 말초화현상(peripheralization)이라고 합니다.

저는 환자분에게 말합니다.

"어머니, 저의 치료가 효과적이라면 다리통증이 사라지면서 골반으로 올라오고, 그다음에는 허리가 아파질 것입니다. 통증은 허리에서 사라집니다. 만약 제 치료가 효과가 없다면 어머니의 다리통증은 사라지지 않을 것입니다. 만약 그렇다면 저의 치료는 효과가 없는 것입니다. 당장 치료를 멈춰야 합니다."

어깨도 마찬가지입니다.

단단히 굳어 버린 어깨관절이 조금씩 움직여질수록 야간통도 사라지고, 팔뚝 통증도 조금씩 사라지고, 어깨로 올라옵니다. 그 정형외과 의사의 말대로라면 아마 오십견 때문에 팔뚝이 끊어질 정도로 아픈 환자에게 아픈 팔뚝을 주무르거나 도구로 두드리는 치료를 하지 않을까 싶은데요, 이 환자는 어깨를 치료해야 아픈 팔뚝이 낫지, 팔뚝을 백날천날 치료해 본들 시퍼렇게 멍만 들 뿐 증상은 나아지지 않습니다[그림 5-2].

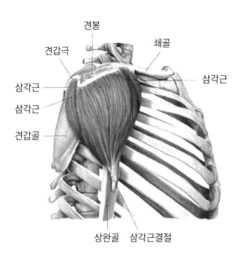

견봉
견갑극
쇄골
삼각근
삼각근
삼각근
견갑골
상완골   삼각근결절

[그림 5-2] 오십견 환자들이 아프다고 하는 연관통이 나타나는 삼각근결절

앞의 환자처럼 목디스크 때문에 팔이 안 올라가고, 팔뚝이 아픈 것이라면 이 환자는 목을 치료해야 할 것입니다. 목이 낫는 만큼 굳어 있는 어깨도 풀리고, 연관통과 야간통도 사라질 것입니다. 경추디스크에 의한 신경학적 증상은 '팔이 저리다'고 표현합니다. 반대로, 연관통일 경우는 '팔이 아프다'고 표현합니다. 이 두 표현의 차이를 통해 신경이 눌린 증상인지, 근육이 굳어서 나타나는 연관통인지 구분할 수 있습니다.

실제로 오십견 환자를 어깨가 아니라, 목을 치료했다면 환자를 방치한 것과 매한가지입니다. 적절한 치료를 받지 못한 환자는 시간만 허비하게 된 꼴이 되고, 어깨관절은 계속 굳어지게 되는 것이 니까요.

"그러면 목을 치료하면 어깨가 올라가고, 팔뚝이 안 아프고, 밤에 잠도 잘 주무시게 될까요?"

너무 쉬운 질문입니다. 군이 전문가인 제가 묻지 않아도 환자 스스로 되물어야 할 질문이었던 것입니다. 목이 문제가 있어서 어깨가 안 올라가는 것이라면, 목을 치료하면 어깨가 올라가야하는 것은 너무도 당연한 말입니다. 왜 의사의 말에 의문을 제기하지 않았을까요? 환자 본인의 무지를 탓해야지, 누굴 탓하겠어요? 물론, 담당 의사에게 1차적인 책임이 있습니다.

오십견 환자가 3~4개월 전에 어깨를 치료했다면 오십견으로 진행하지도 않았을지도 모릅니다. 그 이유는 3~4개월 전에 어깨통증이 나타났을 때 오십견이었을 가능성은 제로이기 때문입니다. 3~4개월 전에 시작된 어깨통증은 오십견이 아니라, 바로 충돌증후군이었거나, 설령 회전근개가 찢어진 손상이라 해도 완전파열이 아닌 부분파열일 가능성이 높기 때문입니다. 오십견은 충돌증후군이 해결되지 않은 채 최소 3개월 이상 지내오면서 어깨가 아파서 움직이지 않은 결과물이기 때문입니다. 즉, 오십견은 어느 날 갑자기 생기는 질환이 아니라, 충돌증후군이 치료되지 않고 3개월 이상 지내 온 결과물입니다.

'오십견'은 나이 50대에 주로 호발하는 어깨질환이라고 해서 일반인들이 쉽게 이해하기 쉽도록 지어진 이름입니다. 하지만, 누가 왜 '유착성관절낭염' 좀 더 쉬운 병명인 '동결견' 영어로는 Frozen shoulder를 '오십견'으로 명명했는지는 알려져 있지 않습니다. 오십견이라는 병명은 대한민국에서만 사용되는 용어입니다.

동결견, 좀 더 정확하게는 유착성관절낭염에 대해 알아보겠습니다. 제가 충돌증후군을 설명할 때 어깨관절은 총 4개의 관절로 이루어져 있고, 쇄골을 움직이는 근육까지 포함하면 최대 20개의 근육이 관여한다고 언급하였습니다. 어깨관절의 기능해부학에 대한 설명을 시작으로 오십견이 생기는 근본적인 실체가 무엇인지에 대한 설명을 시작하겠습니다.

[그림 5-3]은 어깨를 움직이는 근육은 삼각근, 상승모근, 중승모근, 하승모근, 전거근이 복합적으로 작용해서 견갑상완관절과 견흉관절이 정상적으로 움직이면 180도 움직임이 가능하다는 것을 시각적으로 잘 보여 주고 있는 사진입니다.

질환을 바라볼 때 다면적인 접근이 가능해야 하는데요, 1)골학,

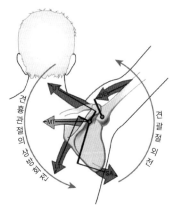

[그림 5-3] 견관절 외전 시 작용하는 근육들. 삼각근, 전거근, 상·중·하승모근.

2)근육학, 3)기능해부학, 4)운동역학, 5)신경해부학입니다. 이러한 지식이 있어서만 다면적인 접근과 완벽한 이해가 가능한데요, 대개는 그렇지가 않죠. 자신이 알고 있는 지식의 수준 내에서 질환을 해석하게 되고, 그 얕은 지식이 전부인 양 스스로 속게 되고, 그 지식이 세상 밖으로 나오게 되는 것입니다. 더 지식이 없는 일반인 대중 다수는 또 자신의 수준에 맞는 글을 찾아서 읽고 해석하고 이해하는 오류를 계속 범하게 되는 것입니다.

저의 이런 말이 모든 사람들의 입을 닫게 하는 건 아닌지 모르겠지만, 의료라는 분야의 특성상 주의해야 할 필요가 있다는 것을 말씀드리는 것입니다. 주식이나 부동산과 같은 경제 분야나 정치·외교 분야는 진실이 계속 움직이기 때문에 지금은 맞지만, 나중에는 맞지 않는 상황이 다변적으로 연출되지만, 의학이라는 것은 흔들리지 않는 진실이라는 것 때문에 말하는 자의 무거움이 요구되는 것이라 생각합니다.

먼저, 골학에 대해 짧게 설명드리겠습니다. 뼈의 움직임을 말하는 골학은 구조적인 해부학, 관절면의 해부학 두 가지입니다. 첫째, 우리가 알고 있는 견관절은 1)견갑골의 관절와와 상완골두가 만나서 이루는 견갑상완관절(scapulohumeral joint), 2)견갑골의 넓은 면과 흉곽이 만나 이루는 생리학적인 관절로 알려져 있는 견흉관절(scapulothoracic joint), 3)견봉과 쇄골이 만나 이루는 견쇄관절(acromioclavicular joint), 4)흉골과 쇄골이 만나 이루는 흉쇄관절(sternoclavicular joint) 총 4개의 관절이 견관절(shoulder joint)을 이루고 있는 관절입니다(그림 1-8). 나머지 하나는 관절면에서 일어나는 부속운동입니다(그림 1-1).

둘째, 견관절은 다른 관절과는 조금 형태가 다른 구상관절, 즉 한쪽 관절면은 오목하고, 다른 한쪽은 볼록한 형태가 만나는 관절이며, 다른 관절에 비해 매우 안정적인 특징을 갖고 있는 반면에 손상이나 탈구가 호발하는 매우 불안한 양면성을 갖고 있는 관절입니다. 이러한 불안한 관절을 안정적으로 잡아 주는 구조물이 있는데, 첫째는 인대이며, 두 번째는 근육이며, 세 번째는 음압(negative pressure)입니다. 견관절은 한쪽은 볼록하고 반대쪽은 오목한 형태의 두 면이 만나 이루는 관절이라는 특성상 두 관절면 사이에는 음압이 작용하고 있습니다. 관절의 안정성에 관여하는 근육을 모두 제거하고, 그다음 인대마저 제거를 해도 상완골과 견갑골의 관절와가 이루는 관절은 분리되지 않습니다. 그 이유가 바로 견갑골의 관절와에 붙어 있는 관절순(labrum)이 상완골두를 석션처럼 빨아들여서 잡고 있는 형상입니다. 이론적으로는 그렇다고 알려져 있습니다.

통상적으로는 관절의 안정성에 인대가 발휘하는 힘은 약 30% 정도이며, 나머지 70%는 근육이 그 역할을 하는 것으로 알려져 있습니다. 견갑골과 상완골을 연결하는 관절와상완인대(glenohumeral ligament)는 하나의 통으로 보이기는 하지만, 세부적으로는 3개의 인대로 구분할 수 있습니다. 이외에도 견봉과 쇄골을 연결하는 견쇄인대(acromioclavicular ligament), 오훼돌기와 견봉을 연결하는 오훼견봉인대(coracoacromial ligament), 쇄골과 오훼돌기를 연결하는 오훼쇄골인대(coracoclavicular ligament)가 있으며, 그림에서는 보이지 않지만, 흉골과 쇄골을 연결하는 흉쇄인대(sternoclavicular ligament)가 있습니다. 여기까지가 견관절을 구성하는 골학에 관한 것입니다(그림 5-4).

세 번째, 견관절의 움직임에 관한 운동학에 대해 설명드리겠습니다. 앞서 언급했듯이 견관절은 3축성 구상관절입니다. 이 말

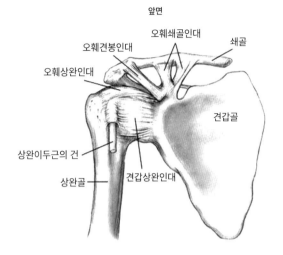

앞면

오훼견봉인대

오훼쇄골인대

쇄골

오훼상완인대

견갑골

상완이두근의 건

상완골

견갑상완인대

[그림 5-4] 견관절의 안정성에 관여하는 인대들

의 의미는 3면상에서 움직임이 발생하는 관절이라는 의미입니다. 즉, 시상면에서 굴곡과 신전움직임이 발생하고, 관상면에서 외전과 내전 그리고 수평면에서 내회전과 외회전 총 6가지 움직임이 발생합니다. 그리고 관절면내에서 발생하는 3가지 부가적인 운동이 발생하는데, 이 움직임을 부속운동이라하며, 활주(rolling), 미끌림(gliding), 축회전(spin)입니다. 특히 팔을 들어 올릴 때 rolling과 gliding이 조화롭게 발생해야 어깨통증이 발생하지 않는다는 것을 계속 강조해 왔습니다.

네 번째, 견갑상완관절이 움직일 때 견갑골의 움직임이 매우 중요하다고 말씀드렸습니다. 견갑상완리듬을 설명하면서 견갑상완관절에서 120도가 발생하고, 견흉관절에서 60도가 발생한다고도 말씀드렸습니다. 따라서 어깨관절이 정상적인 180도 외전이 가능하기 위해서는 견갑골의 움직임이 매우 중요하다는 것을 알 수 있습니다.

다섯 번째, 쇄골(clavicle)의 움직임입니다. 견봉(acromion)과 흉골(sternum)을 연결하는 쇄골이 30도 축회전을 담당하고 있기 때문에 쇄골의 움직임이 정상화되지 않으면 견관절의 완전한 움직임은 제한을 받게 됩니다. 이처럼, 상완골, 견갑골 그리고 쇄골이라고 하는 3개의 관절이 조화롭게 움직일 때 180도 움직임이 가능한 관절이며, 이 중 어느 한 관절이라도 제 기능을 발휘하지 않으면 어깨 움직임은 제한되며, 손상이 시작되는 것입니다.

여섯 번째, 근육학입니다. 매우 많은 근육들이 어깨 움직임에 관여하게 됩니다.
1) 상완골의 움직임에 관여하는 근육: 삼각근, 극상근, 상승모근, 중승모근, 하승모근, 광배근, 상완이두근, 오훼완근, 상완삼두근
2) 견갑골의 움직임에 관여하는 근육 : 전거근, 견갑하근, 소원근, 대원근, 견갑거근, 능형근

3) 쇄골의 움직임에 관여하는 근육: 전·중·후 사각근, 흉쇄유
　돌근

일곱 번째, 기능해부학(functional anatomy)입니다. 팔을 옆으로 들
어 올리는 동작으로 설명드리겠습니다.
1) 1단계(0~90도) : 삼각근과 극상근이 먼저 수축하면서 팔을 들
　어 올리게 됩니다.
3) 2단계(90~150도) : 90도를 넘어서면 상승모근과 전거근 그리
　고 견갑하근이 견갑골을 외측상방으로 끌고 올라가는 작용을
　합니다. 대원근도 주동근으로 작용하며, 중승모근과 하승모
　근, 그리고 앞쪽에 있는 대흉근이 추가적으로 작용합니다.
2) 3단계(150~180도) : 상완골이 위쪽으로 이동할 때 관절면내에
　서 상완골두를 아래쪽으로 끌어내리는 작용을 하는 극하근,
　소원근, 견갑하근입니다.
4) 견갑골의 안정화에 관여하면서 견갑골의 상방회전에 대한 길
　항근이며, 원심성수축을 하는 견갑거근과 능형근입니다.
5) 상완골이 외전할 때 상완골의 외전에 대한 길항근이며, 원심
　성수축을 하는 광배근입니다.
6) 추가적으로 쇄골이 축회전할 때 원심성수축을 하는 사각근과
　흉쇄유돌근입니다.

이렇게 총 17개의 근육이 수축과 이완, 정확하게는 구심성수축과 원심성수축이 조화롭게 작용해야만 180도 외전이 완성되는 것입니다. 이외에도 굴곡과 신전에 관여하는 근육에는 상완이두근, 오훼완근, 상완삼두근이 포함됩니다. 이 모든 근육을 포함하면 최대 20개의 근육이 견관절의 움직임에 관여한다는 것을 알 수 있습니다.

충돌증후군을 설명할 때 하방미끌림을 담당하는 세 개의 근육이 굳어서 정상적으로 작동하지 않으면 상완골두가 위쪽으로 올라가기 때문에 극상근이 견봉과 충돌하는 현상이 발생한다고 설명드렸습니다. 이와 마찬가지로 길항근으로 작용하면서 원심성수축을 하는 근육들이 매우 중요하게 작용하게 되는데요, 가장 대표적인 근육이 바로 '광배근(latissimus dorsi)'입니다. 팔을 옆으로 들어 올릴 때 광배근이 원심성으로 늘어나지 않는다면 팔은 더 이상 올라가지 않게 될 것입니다. 이 경우 광배근을 풀어야만 원심성수축이 제대로 될 것이며, 팔은 180도 외전이 될 것이라는 것을 예측할 수 있습니다. 또한 견갑골의 안정화와 길항근으로 작용하는 근육들도 매우 중요한데요, 대표적이 근육으로 '견갑거근(levator scapular)'과 '능형근(rhomboid)'이 해당됩니다.

'오십견'이라 함은 극상근을 제외한 이들 모든 근육들이 모두 굳어 버린 상태입니다. 따라서 극상근을 제외한 모든 근육을 풀어야 합니다. 이들 근육들이 풀리는 만큼 굳어 있던 팔은 조금씩 올라가게 되는 것입니다.

이제, 오십견의 '관절낭 유착'이라는 관점에서 검토해 보겠습니다. 관절면(articular surface)이나 연골(articular cartilage) 혹은 추간판(intervertebral disc) 그리고 관절낭(capsule) 등과 같은 구조물(structure)의 변화는 근육이 만들어 낸 결과일 뿐이며, 구조물을 정상화시키기 위해서는 관절면을 지나는 굳어 있는 근육을 풀어야 한다고 강조하여 말씀드렸습니다. 이 말을 검증해 보겠습니다.

유착성관절낭염(adhesive capsulitis)이라는 단어를 해석해 보면 '관절낭이 유착되어서 염증이 생긴 상태' 정도로 해석할 수 있습니다. 유착이란 영어로 'adhesion'이며, 떡처럼 달라붙어 버린 상태를 말합니다. 관절낭 혹은 점액낭(capsule or bursa)이라 함은 견봉 아래쪽과 삼각근 아래쪽에 있는 관절낭을 말하는데, 여기서는 견봉하관절낭(subacromial bursa)이 해당됩니다(그림 5-5).

관절낭(capsule)과 점액낭(bursa)은 같은 의미로 사용되며, 견관절에 있는 견봉하점액낭과 삼각근하점액낭은 실제로는 하나의 구조물이지만, 이해하기 쉽게 견봉 아래쪽에 있는 점액낭은 견봉하점액낭이라고 하며, 삼각근 아래쪽에 있는 점액낭은 삼각근하점액낭이라고 표현합니다. 두 단어가 혼재되어 사용되고 있으니 이해하는 데 도움이 되었으면 합니다.

  오십견(frozen shoulder)은 이 관절낭이 '찌부러져서 떡처럼 굳어 있고, 염증이 생긴 상태'로 해석할 수 있습니다. 그렇다면 왜 관절낭이 떡처럼 달라붙어서 굳어 버린 것일까요? 현재까지 그 원인을 모르고 있습니다. 다만, '노화'와 '반복적인 사용' 정도가 원인으로 거론되고 있습니다. 이 말이 사실이라면 원인을 해결할 방법이 없습니다.

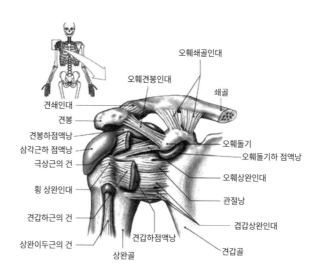

[그림 5-5] 견봉하관절낭과 삼각근하 관절낭

많은 전문가들이 '원인치료'를 했다고 말하고 있지만, 사실은 결과를 치료한 것입니다. 유착된 관절낭, 탈출된 추간판, 협착된 척추관, 퇴행이된 관절연골, 삐어 버린 인대, 덧자란 골극, 근육이나 힘줄에 생긴 석회, 심지어 암덩어리까지 사실, 이 모든 것은 근육이 만들어 낸 결과물인데, 결과물을 치료한 것을 모르고 정작 전문가라는 분들이 버젓이 본인은 곧 죽어도 원인을 치료했다고 허무맹랑한 소리를 하고 있는 것이죠.

늙어서 많이 사용했기 때문에 관절낭이 떡처럼 말라 굳어 버린 것이라면 대체 어떻게, 무슨 수로 해결한단 말입니까? 이미 '늙어 버린 노화'와 이미 '사용해 버린 반복적인 사용'을 어떻게 되돌릴 수 있단 말인가요? 상식적으로 말이 안 되지 않나요? 왜 아무도 의문을 제기하지 않는 걸까요? 원인이 '노화'와 '반복적인 사용'이라면 그 결과물은 되돌릴 수 없습니다. 이 결과물에 대한 원인을 고민하지 않고, 떡처럼 달라붙어서 염증이 생긴 관절낭과 관절면을 어찌해 보려고 시도를 하고 있는 것이 현대의학입니다.

필자는 관절낭이 떡처럼 굳어 버린 원인이 바로 근육이라고 말씀드렸습니다. 이제 그 이유를 말씀드리겠습니다.

제가 이 책의 첫 시작으로 충돌증후군을 이야기하면서 충돌증후군이 생기는 이유에 대해 충분히 말씀드렸습니다. 충돌증후군은 견관절 외전 시 관절면내에서 상방구름(upward rolling)만 발생하고, 하방미끌림(downward gliding)이 생기지 않아서 상완골두(humeral head)가 상방으로 이동한 결과 위쪽에 있는 견봉(acromion)과 상완골의 대결절(greater tubercle) 사이에서 극상근(supraspinatus)이 끼이면서 극상근의 힘줄에 염증이 생긴 질환이라고 말씀드렸습니다. 그리고 충돌증후군이 해결되지 않은 결과 시간이 경과하면서 진행성 질환인 석회성건염(calcific tendinitis), 회전근개파열(rotator cuff tearing) 혹은 관절염(acromioclavicular arthritis)을 지나 최종적으로는 오십견으로 진행한다고 말씀드렸습니다.

[그림 5-6]은 견관절 외전 시 상완골두의 대결절에 붙어 있는 극상근과 견봉이 충돌하면서 견봉하점액낭(subacromial bursa)이 부어 있는 모습입니다.

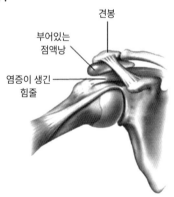

견봉

부어있는
점액낭

염증이 생긴
힘줄

[그림 5-6] 충돌증후군에 의해 견봉하점액낭에 염증이 생긴 모습

[그림 5-6]에 있는 견봉하점액낭(subacromial bursa)의 위치를 한번 보십시오. 극상근과 견봉 사이에 위치해서 극상근이라는 근육이 견봉이라는 뼈와 직접 부딪히지 않도록 그 사이에서 쿠션 역할을 하고 있는 모습을 볼 수 있습니다. 풍선처럼 부풀려져서 극상근이 뼈와 부딪히지 않게 쿠션 역할을 하는 점액낭이 떡처럼 달라붙어 버린 것이 유착성관절낭염(adhesive capsulitis)이며, 흔히 말하는 오십견입니다. 여기서 유착이 되는 관절낭은 바로 견봉하점액낭을 말합니다.

이처럼 풍선처럼 부풀려져 있던 점액낭이 왜 떡처럼 굳어 버린 것일까요? 이게 노화 때문이며, 많이 사용해서 생긴 것이라고 말할 수 있을까요? 견봉하점액낭이 떡처럼 말라서 굳어 버린 이유는 관절면내의 움직임인 상방활주(upward rolling) 때문에 발생한 현상이며, 그 원인은 하방밀글림(downward gliding) 작용을 하는 근육들이 굳어서 제 역할, 즉 상완골두를 하방으로 끌어내려 주지 못하기 때문에 생긴 결과물인 것입니다. 따라서 떡처럼 달라붙은 점액낭에 주사제를 주입해서 부풀려 주는 치료를 해 본들, 상완골두가 하방미글림작용이 일어나지 않는 한 시간의 빠르고 늦음의 차이일 뿐 언젠가는 다시 찌부러진다는 것을 예상할 수 있습니다.

[그림 5-7]을 한번 보시죠.

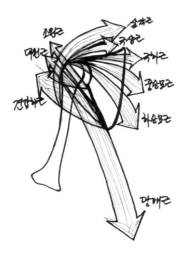

[그림 5-7] 견관절을 가로지르는 근사슬(muscle chain)

[그림 5-7]은 그림 솜씨가 없는 제가 어설프게 그린 근사슬(muscle chain)입니다.

그림을 자세히 살펴보시면 근육의 힘선이 화살표로 그려져 있습니다. 삼각근은 상완골의 삼각근 결절에서 시작해서 견관절을 지나 견갑골 쪽으로 힘이 발휘되고 있습니다. 이 하나의 장면을 통해 유추할 수 있는 것이 있습니다. '만약 삼각근이 굳어서 강하게 당긴다면 삼각근이 지나는 중간에 있는 견관절의 관절면은 어떻게 될 것이며, 그 아래에 있는 삼각근하점액낭(subdeltoid bursa)은 어떻게 될까?'라는 것입니다. 점액낭은 삼각근에 의해 압박을 받아서 찌부러지게 될 것이며, 관절면(scapulohumeral joint)은 압박을 받아서 압착이 될 것입니다.

 이를 통해 제가 관절면이 압박을 받아서 굳어 버리는 것이나 관절낭이 마르고, 찌부러져서 떡처럼 굳어 버리는 원인은 '노화'나 '반복적인 사용'이 아니라, 관절을 지나는 근육이 굳어 있기 때문이라고 말씀드린 것입니다. 따라서 늙어 버린 '노화'를 되돌리거나 혹은 이미 사용해 버린 '반복적인 사용'을 어찌해 보려고 시도하지도 말고, 굳어 버린 '관절면을 분리'시키거나 '견인'을 하거나 혹은 '활주운동'이나 '꺾기'를 하거나, 혹은 '마취하에 견관절을 꺾는' 시도를 해서는 안 되며, 떡처럼 말라서 굳어 버린 관절낭을 부풀리게 하려고 '주사치료'를 시도해서도 안 된다고 말씀드린 것입니다.

 견관절을 지나는 근육들이 딱딱하게 굳어서 관절면이 압착이 되어 달라붙어 있는데, 이 관절면을 외력을 이용해서 움직여 버린다면 관절면은 다 찢어지게 될 것이고, 통증은 엄청나게 증가할 것입니다. 그 결과 환자는 스스로 어깨를 들어 올리기가 더 힘들어질 것입니다. 그러지 마시고, 견관절을 지나는 근육들을 풀어 주면 압착이 되어 있는 관절면은 조금씩 분리될 것이며, 떡처럼 말라비틀어져 있는 관절낭도 비정상적인 압박력이 없어지는 만큼 물을 머금은 제 모습을 찾게 될 것이라는 것입니다. 따라서 치료 타깃은 '관절면'이나 '관절낭'이 아니라, 바로 관절면과 관절낭에 비정상적인 압력을 가하는 '굳어 버린 근육'이어야 한다는 것입니다.

　이외에 극하근, 중승모근과 하승모근 그리고 광배근의 힘선 역시 상완골에서 출발하여 관절면을 지난 다음 견갑골이나 척추로 연결됩니다. 이들 근육과는 반대로 소원근(teres minor)과 대원근(teres major) 그리고 견갑하근(subscapularis)은 견갑골에서 출발하여 관절면을 지나 상완골 쪽으로 힘선이 작용한다는 것을 [그림 5-7]을 통해 알 수 있습니다. 만약 상완골에서 시작해서 견관절을 지나 견갑골 쪽으로 작용하는 하나의 힘과 견갑골에서 시작해서 견관절을 지나 상완골 쪽으로 작용하는 힘이 서로 다른 방향으로 작용한다면 견관절의 관절면에는 어떤 변화가 일어날까요?

　당연합니다.
　견관절의 관절면은 압착(compression)이 되는 것입니다. 관절면이 압박되면 관절 주변에 있는 통증수용기를 자극하게 되면서 일차적으로 통증이 유발됩니다. 이 상태에서 근육을 풀어 주지 않으면 관절면에 가해지는 비정상적인 압력은 계속 증가할 것이며, 마찰이 시작되고, 결국 손상이 시작될 것입니다. 관절면이 손상되면 조직손상의 1차 반응인 '염증(inflammation)'이 생깁니다. 2차 반응은 '부종(swelling)'입니다. 3차 반응은 '통증(pain)'입니다. 마지막으로 4차 반응은 '기능장애(disability)'입니다. 이 과정이 조직손상의 4단계입니다.

통증이 지속되면 인체는 여러 가지 반응을 보이게 되는데요, 손 상된 조직에서 올라오는 통증 사인을 뇌가 감지하고 통증을 유발하 는 동작으로부터 조직을 보호하라는 사인을 지속적으로 내려보냅 니다. 쉽게 말해서 '사용하지 말라'는 것입니다. 그럼에도 불구하 고 계속해서 유해자극이 가해지는 동작을 계속할 경우 조직은 자기 스스로 살 궁리를 찾아서 어떤 조치를 취하게 되는데, 가장 흔한 것이 석회(calcium)를 만들어서 보호하는 것입니다. 그 질환이 어깨 에서는 '석회성건염(calcific tendinitis)'이 되는 것입니다.

그럼에도 불구하고 계속 유해자극이 들어와서 조직이 손상이 되 면 어깨관절은 가동 범위를 제한하면서 어깨 스스로 자신을 보호하 게 됩니다. 그 결과가 바로 견관절이 굳어 버리는 '오십견'으로 진 행되는 것입니다. 오십견은 어느 날 갑자기 생기는 병이 아니라, 이처럼 관절내부에 비정상적인 압력이 해제되지 않은 결과 조직 스 스로 보호한 결과이며, 대략 3개월 이전부터 시작된 결과라는 것이 저의 추론입니다. 이제 좀 이해가 되셨습니까?

근데, 이런 저의 말을 전 세계 그 어느 누구도 하지 않았다는 거 아닙니까? 저 역시 누군가에서 배워서 알게 된 것도 아니고, 책에 서 알게 된 것도 아닙니다. 제 머릿속에 들어 있는 방대한 의료 지 식과 임상 경험을 통해 터득한 필자만이 아는 진실로서, 그 이름이

'인체의 근사슬(muscle chain of human body)'이며, 치료 기법이 '근사슬 이완술(muscle chain release technique)'입니다.

약 6~7년 동안 거의 매년 1권의 책을 출판하고 있고, 가끔씩 임상 강의도 하고, 그 결과를 유튜브에 업로드하고 있지만, 아직은 제가 터득한 이 진리, '인체의 근사슬'에 대한 홍보 부족과 전문가들의 이해 부족으로 인해 세상에 널리 알려져 있지 않은 것이 오십견을 비롯한 어깨질환뿐만 아니라, 약 60여 개의 신경근골격계 질환으로 고통받고 있는 대한민국 국민들이 적절한 치료를 받지 못하고 있는 안타까운 현실이며, 제가 답답하게 여기는 의료계의 현주소이기도 합니다.

조금 더 설명을 드리겠습니다.

인간이 팔을 옆이나 앞으로 들어 올릴 때 앞서 언급한 이야기는 견갑상완관절(scapulohumeral joint)을 움직이는 근육에 대한 설명이었습니다. 견관절은 견갑상완관절 외에도 견갑골이 움직이는 견흉관절(scapulothoracic joint)이 복합적으로 작용하게 되며, 이 작용이 견갑상완리듬(scapulohumeral rhythm)이라고 말씀드렸습니다. 견갑상완관절에서 120도의 움직임이 생기고, 견흉관절에서 60도의 움직임이 결합되어야 180도 움직임이 가능하다고 말씀드렸습니다. 그 60도의 움직임을 완성하는 데 있어서 매우 중요한 근육에 대해 설명해

드리겠습니다.

능형근(rhomboid)과 견갑거근(levator scapular)입니다. 이 두 근육은 상완골(humerus)이 위쪽으로 들어 올려질 때 견갑골이 동시에 외측 상방으로 회전을 하는데, 이때 길항근으로 작용합니다. 즉, 전거근(serratus anterior)과 견갑하근(subscapularis)이 수축해서 견갑골을 외측상방으로 끌고 나갈 때 견갑거근과 능형근은 전거근과 견갑하근이 수축하는 힘과 속도에 맞춰서 늘어나는 작용, 즉 원심성수축(eccentric contraction)을 하게 됩니다. 이렇게 견갑골 상방회전의 주동근인 전거근과 견갑하근이 구심성수축(concentric contraction) 하는 힘과 속도에 맞게, 견갑거근과 능형근은 힘이 빠지는 원심성수축을 하게 되며, 이 두 쌍의 근육들이 정상적으로 작동해야만 견흉관절에서 60도의 움직임이 가능하며, 최종적으로는 견관절 180도가 완성되는 것입니다.

마지막으로 광배근(latissimus dorsi)입니다.

많은 전문가들은 어깨 주변 근육들 중에 가장 중요한 하나의 근육을 말하라고 하면 대부분은 견갑하근(subscapularis)를 말합니다. 많은 책에서도 강조하고 있는 근육입니다. 하지만 저는 광배근을 말하고 싶습니다.

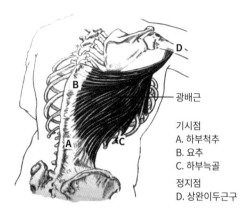

기시점
A. 하부척추
B. 요추
C. 하부늑골
정지점
D. 상완이두근구

[그림 5-8] 광배근

　광배근은 [그림 5-8]에서 볼 수 있듯이 상완골의 이두근구 (bicipital groove)에서 시작해서 견갑골의 외측연(lateral border)을 지나 아래쪽으로 내려온 다음 등과 허리척추의 극돌기와 골반까지 연결 되어 있는 매우 길고 두꺼운 근육입니다. 광배근이 수축하면 견관 절을 아래쪽으로 끌고 내려오는 신전과 내전 그리고 내회전(shoulder extension, adduction and internal rotation) 작용을 합니다. 이외에도 앉은 자세에서 골반을 지면에서 들어 올리는 작용(hip elevation)을 하기도 하고, 요추를 신전(lumbar lordosis)시키는 작용을 하기 때문에 요통을 유발하는 원인근이 되기도 합니다.

　이 책은 견관절에 관한 것이기 때문에 견관절의 작용에 국한에서 설명드리겠습니다.

팔을 옆으로 들어 올리는 모습을 상상해 보시죠. 가장 먼저 삼각근과 극상근이 수축해서 1차적으로 팔을 들어 올리기 시작합니다. 90도를 넘어서면 상승모근, 중승모근, 하승모근, 그리고 대흉근이 순차적으로 작용하면서 180도 외전을 마무리 짓게 됩니다. 여기서 중요한 작용을 하는 근육이 바로 광배근입니다.

광배근은 앞서 언급한 주동근들이 수축하는 힘과 속도에 맞게 힘을 빼주는 원심성수축을 해야만 180도 외전이 가능합니다. 만약 광배근이 굳어서 짧아져 있다면, 주동근이 수축하는 힘과 속도에 맞게 광배근이 늘어나지 않을 것입니다. 그 결과 어깨관절은 더 이상 올라가지 않는 현상이 발생할 것입니다. 따라서 주동근의 문제가 아니라, 길항근으로 작용하는 굳어 있는 광배근을 풀어야 하며, 광배근이 풀리는 만큼 어깨관절은 위쪽으로 올라가게 될 것임을 예측할 수 있습니다. 견관절 외전 시 견갑골의 상방회전에 대한 길항근으로 작용하는 견갑거근과 능형근이 중요한 만큼 광배근 역시 견관절 180도 외전에 매우 중요한 역할을 하는 근육이 되겠습니다.

마지막으로 신경학적인 관점입니다.

경추4번 신경이 어깨를 움직이는 대부분의 근육을 신경지배하고 있다는 사실과 더불어, 상승모근, 견갑거근 그리고 쇄골의 움직임과 관련이 있는 사각근과 흉쇄유돌근-이 근육은 실제로는 경추가 아니라 두개골의 유양돌기(mastoid process)에 부착하지만, 경추를 회전시키는 작용을 하기 때문에 함께 치료해야 하는 주요 근육이다 - 의 부착점이 모두 경추라는 사실에 비추어 봤을 때 어깨질환자를 치료할 때 경추를 같이 치료해야 한다는 것을 말씀드리고 싶습니다. 경추라는 뼈가 아니라, 경추에 연결되어 있으면서 어깨를 움직이는 근육이 치료 타깃이 되어야 한다는 것을 명심하시기 바랍니다.

목과 어깨 그리고 목과 쇄골을 연결하는 근육들이 굳으면 두통(headache)이나 어깨 위쪽에 있는 상승모근과 견갑거근에 근막통증증후군(myofascial pain syndrome)을 유발하게 됩니다. 목척추를 연결하는 근육들이 경직될수록 경추를 압박하기 때문에 심할 경우 목디스크로 진행되며, 머리를 들면 아프기 때문에 계속해서 목을 앞으로 쭉 빼고 지내게 되는데, 이 상태에서 X-ray를 찍어 보면 '일자목'이 되어 있는 모습을 발견하게 됩니다. 외형적으로는 목을 앞으로 쭉 빼고 있는 '거북목증후군'으로 진행합니다. 목덜미와 어깨 위쪽 근육이 굳어 양쪽 어깨가 불룩한 모습을 보이게 됩니다. 따라서 어깨질환을 치료할 때 반드시 목에 연결되어 있는 근육들도 동시에 치료함으로써 어깨질환을 깔끔하게 해결할 수 있으며, 더불어 목과 근막통증증후군도 동시에 해결할 수 있습니다.

이제 웬만큼 된 것 같습니다.

이 글을 읽는 독자들이 얼마나 쉽게 이해하셨을지는 잘 모르겠지만, 오십견이 생기는 근본적인 이유, 즉 근육이 굳어서 생기는 견관절 내부의 변화들에 대해 짧을 글로 마무리된 것이 조금 아쉽기는 합니다. 조금 더 쉽게, 좀 더 길게 설명을 드릴 수 있으면 좋았으련만 하는 아쉬움이 남습니다.

사실, 오십견 치료는 이제부터 시작입니다.

현재까지는 오십견이 생기는 근육학적인 면에서 이해를 시키려고 노력했습니다. 하지만 중요한 것은 이러한 '이문환의 이론'이 실제로 임상에 먹히느냐, 좀 더 쉽게 말해서 오십견 환자가 실제로 치료가 되느냐 하는 것입니다.

저는 제가 경험해 보지 않은 질환에 대해서는 단 한 줄도 언급하지 않습니다. 그리고 '이럴 수도 있다'가 아니라, 물리치료학 박사로서 늘 학자의 양심으로 제 스스로로 검증하고 또 검증한 결과만 책에 남기고, 강의를 합니다. 물론 저의 지금의 이론이 시간이 지날수록 수정될 수도 있겠지만, 적어도 글을 적고 있는 지금 이 순간만큼은 막연한 상상이 아니라, 과학적으로 검증 가능한 이야기만을 적었고, 임상에서 직접 환자를 치료해 오면서 경험한 것만을 글로 옮겼다는 것에 대해서는 저의 자존심과 학자적인 양심을 걸고 진실하다는 것을 밝혀 둡니다.

이제 타깃 근육을 말씀드리겠습니다.

극상근을 제외한 나머지 모든 근육이라고 이해하시면 됩니다. 삼각근, 상승모근, 중승모근, 하승모근, 소능형근, 대능형근, 견갑거근, 전거근, 견갑하근, 소원근, 대원근, 광배근, 대흉근, 전사각근, 중사각근, 후사각근, 그리고 마지막으로 흉쇄유돌근입니다. 추가적으로, 견관절 굴곡근인 상완이두근(biceps brachii)과 오훼완근(coracobrachialis) 역시 치료 타깃 근육입니다.

오십견 환자들은 모두 위 두 근육이 공통적으로 짧아져 있습니다. 상완삼두근 역시 견갑골의 하관절와(inferior glenoid tubercle)에 붙는 근육이기 때문에 동시에 치료를 해도 좋을 것 같습니다. 이 모든 근육들이 치료 타깃이 되는 근육들입니다.

이 모든 근육을 일일이 손으로 푼다는 것이 생각만큼 만만하지는 않을 것입니다. 하지만, '이보다 더 나은', '이보다 더 효과적이고', '이보다 더 시간이 적게 걸리는' 치료 방법이 없으니 현재는 이 방법 외에는 없는 것 같습니다. 저 역시 끊임없이 고민하고 있습니다. '치료사의 손이 아니라, 다른 도구나 다른 치료 기법을 통해 좀 더 쉽고, 좀 더 편하고, 좀 더 효과적으로 굳어 있는 근육을 풀 수 있는 방법은 무엇일까?'를 끊임없이 고민하고, 끊임없이 찾고 있습니다.

현재까지 저의 고민은 '파장(wave length)'에 있습니다. 쉽게 말해서 '복사에너지'입니다. AI시대에 사람의 손이 아닌 '언텍트 기술'은 '에너지' 혹은 '파장'이라고 판단하고 있으며, 피부에서 조사된 파장이 지방조직을 뚫고 들어가서 근육만 선택적으로 열을 발생시킬 수 있는 파장대의 복사에너지를 찾고 있습니다. 현재까지는 없습니다. 저는 기술자가 아니기 때문에 제 스스로 개발할 여력은 되지 않으니 언젠가 만나게 될 그분을 찾고 있습니다. 더 이상 물리치료사의 거친 손이 아니라, 굳어 있는 근육만 선택적으로 찾아서 열을 발생시키는 에너지를 조사하는 AI 장비가 개발된다면 우리 물리치료사들의 삶은 또 어떻게 변해 갈까요?

근육을 푸는 방식은 치료사마다 다양할 거라 생각합니다.

각자가 각자의 체격과 체력 조건에 맞게, 각자가 갖고 있는 치료 기법을 총동원해서 치료를 하시면 됩니다. 저에게는 저만의 치료 기법이 있습니다. 키가 작고 힘이 약한 저에게 최적화된 치료 방식을 제 스스로 개발했습니다. 이름은 '근사슬이완술'입니다. 이 기법 속에는 현재까지 알려져 있는 수많은 치료 기법들이 들어 있습니다. 그중에서 본인에게 맞는 기법만 선택적으로 취사선택해서 치료 기법으로 만들었습니다. 더러는 세상에 없는 치료 방식도 포함되어 있습니다. 제 스스로 개발한 치료 방식입니다.

마지막으로 말씀드리고 싶은 것이 있습니다.

오십견을 치료할 때 반드시 근육으로 포커스가 맞춰져야 한다는 것입니다. 관절면과 관절낭이나 척추와 같은 구조물에 치료의 포커스가 맞춰지면 치료가 안 된다는 것을 말씀드리고 싶습니다. 관절면과 관절낭에 발생한 변화들은 굳어 있는 근육들이 만들어 낸 결과일 뿐이며, 근육이 풀리지 않는 한 구조물의 비정상적인 변화는 정상화되지 않으며, 반대로 굳어 있는 근육이 풀리는 만큼 구조물의 비정상적인 모습은 비로소 정상적인 모습으로 되돌아간다는 사실을 꼭 명심하시기 바랍니다. 이외에 앞서 언급한 근육을 푸는 방법은 각자가 알고 있는 방식으로 치료를 하시면 됩니다. 언젠가는 본인만의 새로운 치료 기법이 탄생하게 될지도 모릅니다. 저 역시 그랬으니까요.

물론, 쉽지만은 않을 것입니다. 근육을 풀면 모두 해결된다고 쉽게 말씀드렸지만, 심한 경우는 뼈를 만지는 듯한 느낌이 들 정도로 단단하게 굳어 있는 근육을 손으로 풀어 나간다는 것이 어쩌면 불가능한 일로 여겨질지도 모를 것입니다. 피부에서 시작해서 지방조직(fat tissue)을 지나 근육으로 접근해서 뭉친 근육을 풀어낸다는 것이 상상 속에서나 가능한 일이지, 결코 현실에서 가능한 일이 아니라고 여겨질지도 모릅니다. 더구나 근육은 층으로 이루어져 있기 때문에 심층근육으로 접근하기 위해서는 먼저 바깥에 있는 표층근육을 먼저 풀어야 심층근육으로 접근이 가능한데, 이게 말이 쉽지 결코 만만치가 않은 것입니다.

주사기나 침을 이용한다면 직접 뭉쳐 있는 심층부의 타깃 근육으로 바로 접근이 가능하지만, 우리는 손을 이용해서 피부에서부터 출발해서 근육으로 접근해야 하기 때문에 그만큼 어려운 작업입니다. 하지만 주사나 침 그리고 약도 도수치료를 뛰어넘을 수는 없습니다. 주사나 침을 앞서 본인이 언급한 모든 근육에 주입할 수는 없는 일이며, 더욱이 줄기를 따라 길게 연결되어 있는 모든 근육들에 주사나 침을 놓는다면 아마 환자가 미쳐 버리거나 사망해 버릴지도 모를 일입니다. 그리고 의사들이 기존에 사용해 왔던 치료 방식이 효과적이었다면 지금처럼 물리치료사의 의존도가 높지 않을 것입니다.

도수치료가 힘들어 전기치료나 고주파치료 그리고 충격파나 각종 소도구나 운동 장비를 사용하고 있는 물리치료사들도 많지만, 치료사의 손을 따라올 수는 없습니다. 환자 한 분 한 분 치료하는 것이 힘들고, 의료사고에도 노출되어 있고, 온몸이 땀으로 범벅이 되고, 하루 일과를 마치면 녹초가 되어 버리는 현실 속에서도 나를 믿고 몸을 맡기는 환자를 위해 물리치료사라는 이름이 새겨진 가운을 입고, 전문가라는 이름으로 환자를 치료하는 만큼 적어도 스스로의 양심을 속이지는 말았으면 하는 바람을 전해 봅니다.

이 글을 읽는 대한민국 물리치료사 여러분 모두 파이팅하시고,

도수치료를 하는 전문가로서 자부심을 갖고 미래를 향해 나아가는 여러분이 되시기를 바라는 마음을 담아 글을 마무리 짓습니다. 긴 글 읽느라 고생하셨습니다.

대한민국 물리치료사, 파이팅!

2021년 3월

대한민국 물리치료사 이문환

부록

1. 치료 사례

2018년 교수님의 『재발하는 척추·관절 질환 운동치료로 완치하라』라는 책을 읽고 '근사슬이완술'이라는 강의를 접한 뒤 현재까지 근사슬이완술의 이론과 기법을 바탕으로 도수치료를 진행하고 있는 물리치료사 문종훈입니다. 이문환 교수님께서 어깨 질환에 대한 책을 집필하시는 중 책에 게재할 '치료 사례'를 공모하셔서 기쁜 마음으로 참여하게 되었습니다.

[사례] 이름: 김○○ 나이: 46

환자분은 처음 뵈었을 때 저에게 "왼쪽 어깨가 너무 아파서 잠을 잘 수가 없습니다."라고 호소하셨습니다. 조금 더 상세한 대답을 듣길 원하여 "정확히 어디 쪽이 많이 아프신가요?"라고 여쭈어보니, 환자분은 삼각근 부위를 짚으시면서 "여기랑 견갑골 안쪽입니다."라고 대답하셨습니다.

환자분과의 짧지만 간단한 질문을 통해 '환자분은 현재 삼각근 부위와 견갑골 안쪽에 통증을 느끼고 계시고 그것으로 인해 잠까지 설칠 정도의 야간통을 겪고 계신 상태'라고 빠르게 머릿속에 정리할 수 있었습니다.

이쯤에서 치료가 바로 시작된다면 가장 이상적이겠지만, 환자분께 조금 더 빠르고 효과적일 치료를 위해 호소하시는 증상이 '목'에서 나타난 증상인지 '어깨'에서 나타난 증상인지에 대해 '감별(discrimination)'이 필요하다고 판단되었습니다.

환자분이 능동적으로 목을 움직였을 때 호소하셨던 증상은 나타나지 않으셨으며, 목을 신전 및 측굴시킨 상태에서 압박을 실시하는 '경추압박검사(spurling test)'에서 음성값을 얻을 수 있었습니다.

다음으로 어깨의 능동적 움직임 검사 결과로 굴곡 시 110도, 외전 시 120도, 신전+내전+내회전(쉽게 말해 뒷짐을 지는 동작) 엉덩뼈 높이까지 움직이실 수 있었습니다. 추가적으로 수동적 움직임 검사에서 가동 범위의 극심한 제한과 더불어 얼굴을 찌푸리시면서 통증을 호소하셨습니다.

시간을 더 지체할 수 없기에 "환자분에 대한 이학적 검사(physical

examination) 결과로 현 상태는 유착성 관절낭염(오십견, frozen shoulder)으로 판단됩니다. 어깨, 목 주변의 단단하게 굳은 근육이 풀리면 풀릴수록 제한된 움직임은 개선될 것이고 야간에 호소하시는 통증도 점차 줄어드실 것입니다."라고 설명을 드렸고, 곧바로 치료를 시작하였습니다.

도수치료용 전동베드에 왼쪽 어깨가 위로 올라오도록 옆으로 누운 자세(sidelying)에서 단축되고 굳은 상승모근과 견갑거근으로 인해 바짝 긴장된 어깨와 견갑골 하부 쪽이 떠 있는 익상견갑골(winging scapular)이 관찰되었습니다.

상승모근의 접근을 위해 긴장된 어깨뼈를 다리 방향으로 지그시 밀어주며 왼쪽 전완부로 천천히 그리고 지방층을 뚫고 심부 근육층까지 도달할 수 있도록 접촉되는 깊이를 느끼며 치료해 나갔습니다. 더불어 어깨의 움직임에 관여하는 견갑거근, 능형근, 중·하승모근, 광배근, 극하근, 소원근, 견갑하근을 풀어내고, 제한된 굴곡 범위에서 광배근 및 신전근들의 효과적인 이완을 위해 각도를 증진시키며 자가억제반사(autogenic inhibition reflex)를 활용하여 등척성 운동을 시행하였습니다.

그 후 바로 누운 자세에서는 양측의 목, 어깨 주변 근육의 단축으로 인해 양어깨가 지면에서 많이 떠 있는 모습이 관찰되었습니다. 환자분의 왼 손등을 이마에 걸친 상태에서 광배근과 견갑하근을 깊고 지그시 풀어내었으며, 이전 자세와 마찬가지로 제한된 굴곡 범위에서 각도를 증진시키며 등척성운동을 통해 효과적인 이완을 유도할 수 있었습니다.

이미 목의 전방머리자세(거북목, Foward Head Posture)가 진행되셨기에 단단하고 질긴 상태로 변한 후두하근, 전·중·후 사각근, 흉쇄유돌근, 경판상근, 두판상근 등을 손으로 풀어내었습니다.

자세를 변경하여 엎드린 자세에서 앞서 풀어내었던 근육들을 초집중을 하여 반복적으로 치료하였습니다. 대부분의 오십견 환자분들의 어깨뼈는 회전근개 유착으로 인해 어깨뼈가 갈비뼈에 바짝 달라붙어 있는 형태를 보이는데, 이 환자분의 어깨뼈는 형태적으로는 어깨뼈의 아래쪽이 떠 있어서 견갑골이 갈비뼈에서 분리가 잘될 것 같았지만 능형근, 상·중·하 승모근, 광배근의 굳음이 심하여 전혀 어깨뼈의 분리 움직임이 나오지 않았습니다. 이러한 제한된 관절의 움직임들은 치료를 통해 근육이 이완됨에 따라 개선될 것이라 판단되었습니다.

끝으로 경추 및 흉추를 교정해 드리고 치료를 마무리하려 하는

데, 환자분께서 팔을 들어 올리시며 말씀하시길 "선생님, 움직임이 아까보다는 수월하고 덜 아픈 것 같습니다. 고생하셨습니다."

"감사합니다. 근육이 풀리면 풀릴수록 훨씬 더 움직임이 편해지실 것입니다. 치료는 주 2회 혹은 3회로 진행하시되, 오십견이 만성 근골격계 질환인 만큼 3개월 이상 치료 기간이 소요될 것 같습니다. 다음번 치료 때 뵙겠습니다."

이 환자분은 약 6주, 12회의 치료 과정을 거쳐 치료를 마치게 되었습니다. 치료는 첫 치료 때와 동일한 근육들을 이완시킨다는 목표로 진행되었습니다. 결과적으로 어깨 굴곡 범위는 175도, 외전 170도, 뒷짐동작은 요추 3번 높이까지 움직임이 가능해지셨습니다. 가동 범위의 증진과 함께 통증이 감소되시어 일생생활 및 직업생활에서의 불편함이 많이 줄어들었다고 하셨습니다.

제가 근무하는 치료실에서 환자분들께서 자주 하시는 질문 중 하나가 "오십견도 도수치료가 가능한가요?"입니다. 그 질문에 대해 저는 "네, 가능합니다. 어떠한 치료보다 단단하고 굳은 근육을 빠른 시간 내에 풀어낼 수 있는 치료법이 도수치료입니다."라고 자신 있게 말씀드립니다.

극상근

- 기시 – 견갑골의 극상와
- 정지 – 상완골의 대결절
- 신경지배 – 상견갑신경
- 작용 – 견관절 외전 초기 15도에
  작용하며, 견관절 안정화
  작용을 함

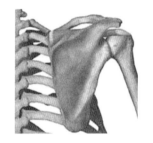

극하근

- 기시 – 견갑골의 극하와
- 정지 – 상완골의 대결절
- 신경지배 – 상견갑신경
- 작용 – 견관절 외회전과 내전 작
  용을 함

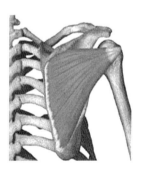

삼각근

- 기시 – 전삼각근: 쇄골
  - 중삼각근: 견봉
  - 후삼각근: 견갑극
- 정지 – 상완골의 삼각근 결절
- 작용 – 전삼각근: 견관절 굴곡과
  내회전 작용을 함
  - 중삼각근: 외전 작용을 함
  - 후삼각근: 견관절 신전과
  외회전 작용을 함

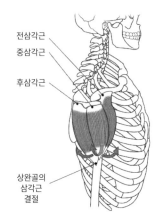

전삼각근
중삼각근
후삼각근
상완골의
삼각근
결절

견갑거근

- 기시 – 경추1~4번 횡돌기
- 정지 – 견갑골의 상연
- 신경지배 – 배측견갑신경과 경추
  4번 척추신경
- 작용 – 견갑골을 거상시키고, 하
  방회전시키는 작용을 함

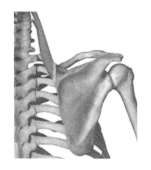

소능형근과 대능형근

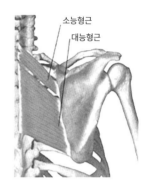

소능형근
대능형근

- 기시 – 소능형근: C7~T1의 극돌기
  - 대능형근: T2~T5의 극돌기
- 정지 – 소능형근: 견갑극의 뿌리
  - 대능형근: 견갑극의 뿌리부터
    하각 사이
- 작용: 견갑골을 후인시키는 작용을 함

승모근

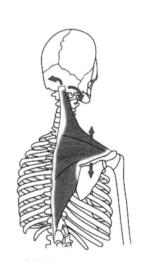

- 기시 – 상승모근: 외후두융기
  - 중승모근: T1~T4번 극돌기
  - 하승모근: T5~T12번 극돌기
- 정지 – 상승모근: 쇄골
  - 중승모근: 견봉
  - 하승모근: 견갑극
- 작용 – 상승모근: 견갑골을 거상시키
    고, 경추를 신전과 측굴시키
    는 작용을 함
  - 중승모근: 견갑골을 후인시키는 작용을 함
  - 하승모근: 견갑골을 하강시키는 작용을 함

광배근

- 기시 – T6~L5의 극돌기, 장골능
  과 천골, 9~12번 늑골
- 정지 – 상완골의 결절간구
- 신경지배 – 배측흉신경
- 작용 – 견관절을 신전시키고, 내전
  과 내회전시키는 작용을 함

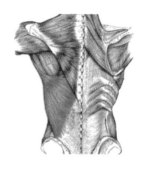

전거근

- 기시 – 1~9번 늑골
- 정지 – 견갑골 내측연
- 작용 – 견갑골을 상방회전시키고,
  외전과 전인 작용을 함

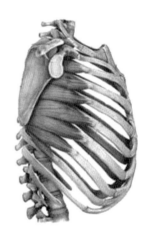

견갑하근

- 기시 – 견갑하와
- 정지 – 상완골의 소결절
- 신경지배 – 견갑하신경
- 작용 – 견관절을 내회전시키는 작
  용을 함

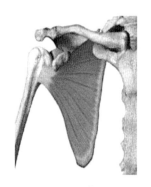

소원근

- 기시 – 견갑골의 외측연 아랫부분
- 정지 – 상완골의 대결절
- 신경지배 – 액와신경
- 작용 – 견관절을 외회전시키고,
  신전과 내전 작용을 함

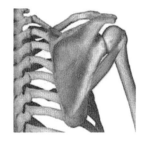

대원근

- 기시 – 견갑골 하각
- 정지 – 상완골의 결절간구
- 신경지배 – 견갑하신경
- 작용 – 견관절을 신전시키고, 내
  전과 내회전 작용을 함

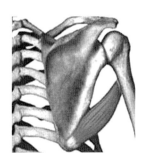

상완이두근

- 기시 – 단두: 오훼돌기
    - 장두: 견갑골의 상관절와결절
- 정지 – 전완의 요골결절
- 신경지배 – 근피신경(C5와 C6)
- 작용 – 전완을 회외시키고, 주관절을
    굴곡시키는 작용을 함

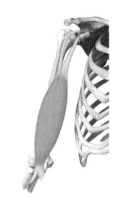

오훼완근

- 기시 – 오훼돌기
- 정지 – 상완골의 중간 '3분의 1'
- 신경지배 – 근피신경(C5, C6, C7)
- 작용 – 견관절 굴곡과 내전 작용을 함

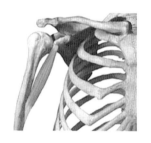

상완삼두근

- 기시 – 장두: 견갑골의 하관절와결절
    - 외측두: 상완골의 뒤쪽 위
    - 내측두: 상완골의 뒤쪽 아래
- 정지 – 척골의 주두
- 신경지배 – 요골신경(C6, C7, C8)
- 작용 – 주관절을 신전시키는 작용을 함

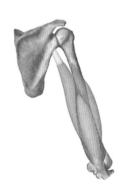

사각근(전, 중, 후)

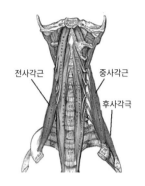

- 기시 − C2~C7
- 정지 − 1번과 2번 늑골
- 작용 − 머리를 측면으로 기울이는
  작용을 함

흉쇄유돌근

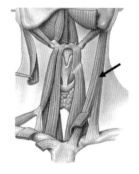

- 기시 − 흉골과 쇄골의 내측 '3분의 1'
- 정지 − 유양돌기
- 작용 − 머리를 반대 측으로 회전 및
  신전시키고, 경추를 굴곡시
  키는 작용을 함